こんなに痛いのにどうして「なんでもない」と医者に言われてしまうのでしょうか

遠藤健司 × 奥野祐次

東京医科大学准教授　オクノクリニック総院長

ワニ・プラス

もくじ

序章　痛いのに「なんでもない」と病院で言われる理由（遠藤・奥野）……9

病院では治せない痛みの原因と対処法をお伝えします……10
モヤモヤ血管の発見……13
ファシアが原因で痛みが発生する……17
患者も心がけたい「痛みの伝え方」……22
テレビ出演後、病院の電話がパンク……26
アメリカ、ドイツでは保険適用に……29
日本でも数年後に保険適用の見込み……32
モヤモヤ血管について学会で発表……35
痛みのパラダイムシフトへ……39

第1章 病院に行っても対処してもらえない痛みの原因（奥野）……43
ありふれた痛みは、治すのが難しい？……44
大きな病院に行けば、最善の治療が受けられる？……47
なぜ歳だから仕方がない、治療法はないと言われるのか？……49
ありふれた痛みの原因は？……53
長引くありふれた痛みの場所にできる、モヤモヤ血管……55
モヤモヤ血管は、本当にそんなに多くの痛みに関係する？……56
なぜ血管が痛みの原因になるのでしょう？……58
なぜ、モヤモヤ血管はできてしまうのでしょうか？……63
コラム 「私にもモヤモヤ血管があるの？」モヤモヤ血管のチェック方法……66
第2章 体の部位別のありふれた痛みを詳しく解説（奥野）……69
肩の痛み……70
年齢別の肩の痛み……76
体験談 肩の動注治療を受けた患者さん（40代女性・会社員）……80
膝の痛み……82
年齢で分ける膝の痛み……86
肘の痛み……87

手首の痛み……92
指の痛み……95
コラム　なぜ更年期になるとモヤモヤ血管がたくさんできるのでしょう?……100
股関節の痛み……102
コラム　股関節の痛みは左側に多い?……104
かかとの痛み……107
腰部脊柱管狭窄症……107
腰椎椎間板ヘルニア……112
頸椎症性脊髄症……114
頸椎症性神経根症……115
首下がり症……116

第3章　首、腰、関節の治りにくい痛みと姿勢について（遠藤）……117

治らない痛みはなぜ起こるのでしょう?……118
コラム　動物は植物と異なり動かないと痛みが出る……120
背骨が曲がっていることが痛みの原因ではありません……123
コラム　肩こりからくる負のループ……127
姿勢は、健康寿命に大きく影響する……128
姿勢は少しずつ悪くなる……130
ファシアからくる痛み、不快感……132

コラム　手術をしても治らない痛み……133
コラム　不安と恐怖が新たな痛みを生む……134

第4章　いつまでも治らない痛みを軽減する具体的な対処法（遠藤）……137

人間の体は動かないと不具合が発生する……138
マッサージは「もみほぐす」のではなく「押し流す」……139
「押し流し」は、X（エックス）の法則で……141
首を左右に振ると痛い＝肩甲挙筋の押し流し
中腰で背中と腰が痛むとき＝脊柱起立筋の押し流し
前かがみになるとお尻が痛いとき＝大臀筋の押し流し
上体を左右に倒すと痛いとき＝腹斜筋の押し流し
ファシアのむくみ予防につながる歩き方……150
転ばないために、かかとから歩こう
円錐の中で歩こう
コラム　腰痛と身長の低下＝身長が3センチ以上低くなったら……156
「骨盤振り子運動」のやり方……158

第5章 モヤモヤ血管による痛みへの治療法をわかりやすく紹介（奥野）……159

動注治療とカテーテル治療……160
診察室で数分でできる動注治療
動注治療の特徴その① 高い安全性
動注治療の特徴その② 広い範囲を一度に治療できる
動注治療の特徴その③ 肩こりにも効果的
動注治療の特徴その④ 少ない回数で根本的に治す

体験談 手の動注治療を受けた患者さん（55歳女性・サロン経営）……165
重度のモヤモヤ血管にはカテーテル治療……167

体験談 カテーテル治療を受けた五十肩の患者さん（50代女性・会社員）……169

第6章 長引くつらい痛みを生み出す生活習慣をチェック！（遠藤）……171

寝心地の良すぎる寝具は禁！……172
薬の服用についての注意点……174
うつと痛みの関係……175
老後の生活と痛み……176

痛みについてのＦＡＱにお答えします……177
Ｑ：仕事中に、急に肩こりがひどくなったときはどうしたらいいですか？
Ｑ：深呼吸をすると、なぜ落ち着くのですか
Ｑ：頭痛が出たときの対処法を教えてください
Ｑ：肩甲骨のまわりにツボがあるのですか
Ｑ：便通が不規則です
Ｑ：枕はどのようなものがよいですか
Ｑ：首だけでなく、背中から腰にかけてもつらいのですが
Ｑ：目がかすんだり、痛くなったりします
Ｑ：動いているものや、小さな文字を見ると目がかすみます
Ｑ：起き上がるときに、頭痛やめまいがします
Ｑ：胸が痛みますが、医者からは異常がないと言われます
Ｑ：寝ていても位置が定まらず肩がこります
Ｑ：やる気が出ないときの対処法について教えてください
Ｑ：スマートフォンを操作すると、首回りがこった感じがします
「肩甲骨はがし運動」のやり方……189
Ｑ：顎の噛み合わせが気になりますが、歯科に行っても異常なしと言われます
Ｑ：手先、足先が冷えて困ります
Ｑ：肩こりにいい食事はありますか
Ｑ：ついつい食べ過ぎてしまいます

Q：自分で実践して痛みを取ったほうがいい場合と、病院に行ったほうがいい場合の線引きはどこにあるのでしょうか
Q：行ってはいけない整体院やマッサージ、セルフケアについて教えてください
Q：部屋が暑く感じます
Q：座っていると、足がむくみます
Q：何をしても、いつも、肩がこっています
Q：マッサージをすると一時的には楽になるのですが、作業をするとまたこってきます
Q：パソコン作業をしていたら、肩がこって、目が疲れて続けることができなくなることがあります

首を下げると首と背中が痛いとき＝僧帽筋の押し流し……197
腕を上げると痛いとき＝棘上筋の押し流し……199

終章 「痛み」から解放される未来のために

(遠藤・奥野)……201

コロナワクチンの接種後に五十肩になる？……202
むちうち症もモヤモヤ血管が原因だった……207
「隠れていた痛み」をなんとかしたい……209
これからの「痛み」治療の展望……211

序章

痛いのに「なんでもない」と病院で言われる理由

（遠藤・奥野）

病院では治せない痛みの原因と対処法をお伝えします

――最初に、遠藤先生と奥野先生の出会いや、これまで病院では治せなかった痛みについてのお話を聞かせてください。

遠藤　では、本書を書こうと思ったきっかけから、まずお話ししましょう。

病院に勤めておりますと、痛みを訴える患者さんがたくさんいらっしゃいます。その痛みが重大な病気からくる痛みなのか、ほかの原因による痛みなのかを判別するために、まずは大きな病気の罹患の有無を調べることが通例になっています。

痛みを誘発する重大な病気には、**脊柱管狭窄症**、**ヘルニア**、あとは**悪性腫瘍**や**感染症**などさまざまなものがあります。しかし、実はそのような重大な病気が見つかることはそれほど多くはありません。

そういった病気由来でない痛みにはいろんな原因があると思いますが、**日常生活の**

中で自然と起こってくるありふれた痛みに関しては、なかなか病院で継続して治療するということをせず、医者が「なんでもないから安心してください」と言って、痛み止めや湿布を出すだけで、それで終わりになってしまうことが多々あります。

患者さんは、現実的に毎日の生活を営むうえで困っていて、「この痛み、いったいどうすればいいの？」と悩み、苦しんでいます。患者さんのそのような訴えに対して、病院では応えることができないうえに、「**重大な病気以外の痛みに対してどうすればいいか**」という解決法にアプローチする機会がありません。そういったことについて丁寧に解説したいというのが、本書を刊行したいと思ったきっかけです。

例えば、朝から急に首が痛くなった、あるいは腰や膝が痛くなった、それで病院に行ったのに「大丈夫。**レントゲン**では正常です」と言われただけで、そのあとどうしたらいいのかわからない。また、手が痛くて医者に相談したら、「**腱鞘炎**で手の使い過ぎだから安静にしてください」、あるいは手の動きがこわばって体がむくみやすい患者さんが「採血した結果、データに異常はありません、**リウマチ**じゃないんだから大丈夫」と医者に言われてしまう。

でも実際にそんな症状が起こっているときには果たしてどうすればいいのか、何かできることはないのか、ということを、患者さんはやっぱり知りたいと思います。

そのような痛みに対して、カテーテルを利用してモヤモヤ血管を発見し、その治療法を開発なさった奥野先生の存在を、『長引く痛みの原因は、血管が9割』（ワニブックス【ＰＬＵＳ】新書）というご著書で知ることができ、そしてそれを臨床に取り入れて実践したところ、非常に大きな効果がありました。私自身が臨床結果でそれを実感して、痛みに関して素晴らしい治療だと思ったのです。

その後、研究会などで奥野先生とご一緒する機会に恵まれまして、痛みに対する思いを2人で話すことができ、共通するものを感じました。**重大な病気からくる痛みは病院で治せるにせよ、それ以外の痛みの原因とその対処法を広く一般に紹介したい**と考えて、この度一緒に本を作ることになりました。

モヤモヤ血管の発見

奥野　『長引く痛みの原因は、血管が9割』を刊行したのは、もう10年くらい前、（2015年2月）ですが、まさしく今、遠藤先生がおっしゃってくださった、いわゆる大学病院であったり、大きな病院で専門的に診てくれる手術が必要な脊柱管狭窄症だったり、重度のヘルニアや感染症が起きていたり、リウマチがあるので手術しましょう、薬を飲みましょうという患者さんではなく、**手が朝、こわばるので病院で血液検査をしたら、リウマチではないと言われたとか、日常生活に支障があるぐらい腰が痛いのに、やっぱりそこまで問題はない、手術する必要はないと言われてしまうとか、膝がすごく痛いんだけど、レントゲンを撮って様子を見ましょう**みたいにお医者さんから言われてしまう方が、もう本当にたくさんいらっしゃるんです。

前作の本にも書いたことですが、私は整形外科医ではないので、ここは靭帯が切れているからとか、ここは狭窄症だからという発想はまったくありませんでした。

もともと私はがん治療が専門分野だったのです。多くのがん患者さんに接する中で、重度に進行したがんの患者さんであれば、もうがんを取り除くことは残念ながらできません。でも、できるだけ残された時間、最近ではQOL（クオリティ・オブ・ライフ）といいますが、痛みを取り除いてあげたい。それもモルヒネなどの麻薬漬けにするのではなく、その人らしく最期まで生きてもらおうという試みを当時はやっていたのです。

がんが骨に転移すると、ものすごく痛いんです。骨回りに異常な血管ができているのを見つけて、それをやっつけていくうちに「もうがんの痛みはよくなりましたけど、昔から肩が痛いんです」とか、「がんになる以前から腰が痛いんです」などと患者さんから言われるので、じゃあ、がんの治療をするついでにそちらも診ていきましょうという流れで始まったのが、**モヤモヤ血管**という考え方というか、**痛みや炎症を血管から治療する方法**の発見だったわけです。

病気以外の長引く痛みは、遠藤先生がおっしゃるように大学病院で診てもらえる対象にはなりません。ありふれた痛みかもしれないけれど、ただ、異常な血管が長く残っているのならば、それをやっつけてやろうというのが私の発想でした。

もともとの成り立ちが、「何かの症状があるのなら、何かの原因があるはずだから」というところからスタートして、その原因を調べてみたら、全部ではないにしても、異常な血管が出現して悪さをしていることがわかりました。

病院では「**手術する対象じゃないから、ウチでは関係ありません**」みたいに言われてしまうことが多いんですよね。「リウマチじゃないから、たいしたことないよ」とか。私にはそういう発想がまったくなかったので、「**症状があるんだったら、何か緩和できることをやろう**」という考え方でやってきたんです。

遠藤　そうですね。今までの医学の概念ですと、関節に変形があって関節の軟骨が減って、軟骨と軟骨が当たって炎症が起こって痛みが出る、そういう発想だったんですけど、奥野先生の発想は、軟骨のすり減りはある程度の誘因にはなったとしても、痛みそのものではない、**多くの痛みは炎症に付随して起こってくる**という考え方です。

血流が悪くなることによる痛みというところに着目なさって、それは従来のレントゲンやＭＲＩでは必ずしも異常として出てこなかった状態なので、そういった**新しい視点からの痛みの治療**だと思います。

今までは**臓器単位**といいますか、肝臓だったら肝臓、心臓だったら心臓、骨だったら関節、そういう臓器単位で医学は進歩してきたと思うのですが、奥野先生はそういう臓器単位から離れた全体像、とりわけ炎症や血管の全体像を見ながら痛みを捉えたというところがとても素晴らしい。それは病院では今までフォローできなかった領域なのです。そういったことも本書で解説できたらいいなと思っています。

ファシアが原因で痛みが発生する

奥野　多くの整形外科の先生は、**「まあ別に、五十肩なんか放っておけば2年くらいしたら治るよ」**とおっしゃるんですけど、患者さんご本人にとっては、半年もの間ずっと、ちゃんと寝られないというだけで**「もうなんとかしてください！　あと1年半も耐えられません」**という切迫した状態に置かれているのですから、それに寄り添ってきたというところがあります。

それで約10年前に本を出させていただいて、このモヤモヤ血管というものを世の中に知ってもらったことがすごく大きな影響を及ぼしたようで、遠藤先生のような大学病院の先生が『長引く痛みの原因は、血管が9割』を読んでくださって、私としては光栄で仕方ありません。

普通であれば、あの本を読んでも「さあ、どうだろうね？」くらいの反応だと思うんです。それなのに遠藤先生は真摯に取り組んでくださり、若手の先生と一緒に治療を試してみて、実際に効果があったということを学会でも報告してくださったことも私としては本当にありがたい話です。

遠藤　実は私も、若い頃から**肩こり**に悩まされていました。中年になってさらには**五十肩**にもなりましたが、レントゲンやＭＲＩを撮っても異常が見つからず困惑する毎日でした。そんな自分の経験から骨折や関節の変形以外が原因で強い痛みが起きることを実感し、従来の治療法である**ヒアルロン酸注射**を打ったりしましたが、なかなかよくなりませんでした。

筋肉と筋肉の間にある疎性結合組織や筋肉自体の滑らかな動きを「**滑走性**」といいます。そんな本来は滑らかな動きをする**疎性結合組織**（ゆるゆる組織）を「**ファシア**」と呼びますが、そのファシアが原因で痛みが発生するという概念を思いついたときに奥野先生の本を読んで、まさにそういった異常な血流がファシアにむくみを及ぼして痛みが出てくるのではないかと考えました。

私のアプローチとしては、**専門外のカテーテル治療はできないので、どんな運動をすればいいか、あとはマッサージじゃないんですけど、むくみを取る押し流し、そしてむくみを取る漢方薬の処方が基本**になります。

更年期の女性はむくみが出ることが多いので、女性ホルモンの類似薬を服用していただくといったアプローチで考えていたんですが、根本的には臓器単位から離れた関節の周囲の血流、むくみというものに着目しているところが、奥野先生は非常に自分と共通しているなと感じました。

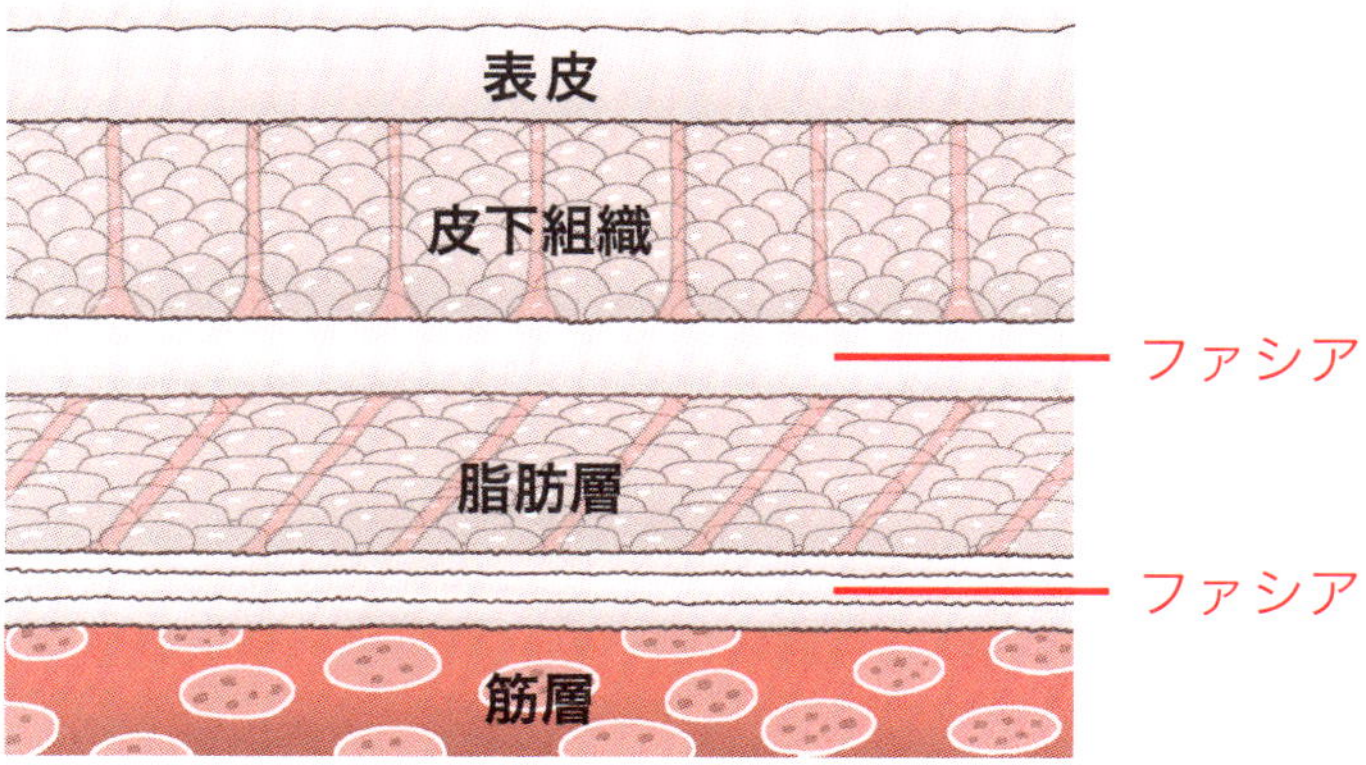

皮膚と筋肉やさまざまな組織の間を埋める
疎性結合組織＝ファシア

奥野　遠藤先生のように大学病院で教えていらっしゃる先生が、こういう考え方で実践してみようというのは非常にレアケースなんです。遠藤先生ご自身が先ほどお話しされた五十肩になった経験などがあって、従来のやり方ももちろん大事にするにせよ、今までのやり方だけでは限界があると感じたことも要因だったのかもしれません。

大学病院に勤めている先生というのは、脊柱管狭窄症をどうやって手術するか、靭帯をどうやって再生させるか、再建するか、という議論に集中しているので、こうやったら**ヘバーデン結節**（ありふれた指の痛み）がよくなりますよ、とか**五十肩**の痛みが早く取れますよ、ということは興味の対象外のような印象があります。

私は以前から言っているんですけど、ドクター自身が五十肩になってみたら、絶対に実感できるはずなんです。ああこれはもう重大なことだ、めちゃくちゃ大変なことだということが。それを50代で迎えるので、20代、30代の若手の先生はもちろん興味ありません。これがもし五十肩ではなくて二十肩だったら（20代でかかる病気だったら）、もっと痛みを抱える患者さんに対してやさしい医療になると思うんです。

私自身は五十肩にはなっていませんが、なるべく「**患者さんはどういう痛みなんだろう？**」ということを、できるだけ想像するようにしてきました。それこそ最初の頃はものすごくいろいろ聞いて、今日どんな表現をするのか患者さんに聞きまくって、自分で実際に体験できるわけじゃないんですけど、あたかも体感できるぐらいにしつこく聞いていましたね。

初診は問診の比重が大きいんです。もちろん五十肩の診療については、もうある程度でき上がっているので、今は以前ほど時間をかけていませんが、最初は「いったいどういう痛みなんだろうな」っていうことを感じ取ろうと懸命にトライしていました。

患者も心がけたい「痛みの伝え方」

遠藤　患者さんからは、「痛みがつらい」「困っている」ということをたくさんお聞きしますが、**痛みの特徴、例えば五十肩だったら腕をどっち側に動かしたときにどこが痛いのか、どんなタイミングで痛いのか、痛みが発生する動作と姿勢や、1日のうちで痛みが起きる時間帯など、痛みについて整理してもらえると、コミュニケーションが円滑に進む**と思います。「**いつ**」「**どこの部分で**」「**痛みがどうなったか**」を伝えてほしいのです。

今日も外来で腰痛の患者さんが、すごく痛くて困っているとおっしゃるので、「どういうときに痛みますか？」と聞くと、「歩くと痛い。ますます痛くなる」とお答えになりましたが、「今現在はどうなんですか？」と聞いたら「今は痛くない」ということでした。

あたかもずっと痛いようにお話しになるのですが、痛いときと痛くないときがある場合、それを整理して話してもらえると、もっと痛みがうまく伝わるんじゃないかなと思います。

本書では、そういった「**痛みの伝え方**」みたいなものも併せて伝えられたらいいなと思っています。

奥野　そうですね。その情報によって、我々はどこが原因なのかを正確に当てていくようになります。それを患者さんが把握できると「ああ、こういう痛みだからこのへんが原因なのかな」ということもわかるようになる。そうすると、より**自分で痛みのマネジメントができる**はずです。

私たちは強い痛みを減らすことを得意としているので、お役に立てるときは有用だと思うんですが、日常生活の何気ない動作などによって新しい痛みはどうしても発生してしまいます。その痛みとのつき合い方、体とのつき合い方というのが上手になると、より暮らしやすいかと思います。

遠藤　そうですね。医学は臓器や病気に専門的に向き合うスタンスを取りながら、学問を発展させてきた歴史があります。それを従来通りに積み重ねる限りでは、いまだに臓器単位の医学になってしまうんですけれども、それだけでは本当の痛みは解消できません。

今でもドクターはみんな臓器が中心で、臓器以外の考え方に対して「そうだね」とは言ってくれて、決して否定はしませんが、自分で積極的にやろうとはしません。悪性疾患ではないので、命に関わることではないという側面もあるかもしれませんね。

「痛み」は目に見えないし、日本の文化の中で、痛みの重要性がまだまだ低いのかなという気もします。日本人ってがまん強い、昔から「ちょっと痛いくらい、がまんしておけ」という謎の文化がありますし、目に見えないものをなかなか信じようとしないですね。

奥野　その通りです。やっぱりモヤモヤ血管の発見により「**痛みを可視化してくれた**」というふうに多くの方々がおっしゃってくださったんですけど、医療画像としてバンバンと正常の人と異常な人の違いを誰でもわかるように出せたっていうのは、確かに整形外科の先生からは「あれは奥野先生の功績だ」とよく言われます。以前はやはり見えないと、もう議論もできない段階だったんですから。

遠藤　**痛みのマーカー**みたいなものがあって、例えば血液検査をして「ああ、あなた痛いですね」というふうになれば、より強力な根拠になりますよね。そういう検査で画像化できると「ああ、あなた、やっぱり本当に痛かったんですね」というふうに言えると思うんです。

痛みがあって病院に行くと「**最大の痛みが100だったときに、今いくつですか？**」みたいな抽象的な聞かれ方を今でもしますよね。痛みは個人によっても異なるし、精神的なものが大きいとか言われたりもするようです。

テレビ出演後、病院の電話がパンク

奥野 『長引く痛みの原因は、血管が9割』を書いたことをきっかけに、テレビに出演させていただいたりしました。当時は東京の江戸川病院という病院に勤めていて、東京都の江戸川区と千葉県の市川市というところが主な診療圏でした。そこで「あの病院に行くと変な注射してくれてよくなるみたい」とか、「カテーテルとかへバーデンの**動注**（動脈注射）とかをやっているらしい」というローカルな口コミが少しずつ広まってはいたんです。

最初、フジテレビに出演したときは、夜8時からのゴールデンタイムの番組だったんですけど、モヤモヤ血管というものがあるというお話を30分ほどして、今までだったら病院で湿布だけ出されたりとか、悪くないよと言われたりとか、手術したあとも痛いという人にも効果がある治療法として取り上げてもらいました。

江戸川病院は当時テレビに出るお医者さんが結構多かったんで電話対応の人たちも

慣れているはずなんですけど、５、６人いる受付の電話部隊の人たちが1カ月ぐらいずっとパンクしました（笑）。もう本当に1カ月で１０００人以上からの問い合わせの電話がきて、すごかったんです。

頭では「困っている方たちが多くいらっしゃるんだろうな」とは思っていたんですけど、実際にその人たちが訴えてきた内容が書かれている分厚く置かれた問い合わせの紙に対峙すると想像以上のものがあって、「やっぱり困ってらっしゃる方がこんなにいるんだな」と感じました。

当時の江戸川病院は、カテーテル室が少なく、私は週1回しか使えなかったので、数カ月間にもわたっていろいろ交渉もしたんですけど、やっぱり当時では難しかった部分がありました。院長先生も尽力してくれましたが、それでも無理でした。でも、待っていらっしゃる患者さんだけでもなんとか治療してあげなくてはと考え、江戸川病院を辞めて自分でクリニックを開業することにしたんです。

その間もテレビに出演させてもらったり、インターネットでの発信も続けておりまして、現在に至るまで問い合わせも数多くいただき、日々治療に励んでいます。

当時は五十肩とか膝の痛み、腰痛などが主な診療科目だったんですけど、その後、いろんな痛みで困ってらっしゃる方の症例が調べれば調べるほどたくさんあったので、そういった症状についての情報発信もインターネットでやっています。最近はテレビにはあまり出演しておらず、インターネットを中心にどんどん発信しているので、ご自身で調べて、うちのサイトにたどり着かれる患者さんは非常に多いようです。

あと、カテーテルの治療は時間もかかりますし、カテーテル血管撮影装置は大仰な設備なので、注射で薬液を注入する「**動注治療**」という数分で終わる簡単な方法を開発しました。

現在は国内の整形外科の100以上の施設と契約して、この治療法を始めています。これも最近1、2年の大きな取り組みです。

例えばヘバーデン結節ならば、先ほど遠藤先生がおっしゃったように、こわばりがある患者さんに「朝、こわばりますか？」って聞いて「こわばる」って答えた方にはモヤモヤ血管がありそうだなと考えます。**手首のところから注射してお薬を流す治療法です。ものの数分で済みます。**

今日もランチを食べようと思って、クリニックの近くのお店に並んでいたら、あとから来た50代くらいの女性の5人組の女性の方たちがまさしく「私、手がこわばるのよ、ばね指かしら」と言ったり、「病院ではやっぱりリウマチとは言われなかったわ」みたいな話をしていたのが耳に入ってきました。そういった方たちにも気軽に受診していただけるような環境を作っていきたいと思っています。

アメリカ、ドイツでは保険適用に

奥野　海外ではこの治療法がどんどん広まっています。本を出したのは2015年でしたが、2017年くらいから、アメリカなどでもこの治療法が導入され始め、

2022年にはアメリカで保険適用となり、2023年はドイツで保険が通ったりして、少しずつこの治療法に関して広まってきている印象があります。

現在はそういう状況になってきて、私がこうして遠藤先生にお会いできたのもそうですし、前作の本を出さなかったら自分でクリニックを開業することなんか絶対にしていなかったでしょう。当時はこんなことになるとはまったく思ってなかったんです。

遠藤　私が痛みへの取り組みを始めたのは30年くらい前のことで、むちうち損傷後に遺残する痛みの研究をしていました。その頃はまだぼんやりと考えていたレベルですが、感覚的にこうしたらいいなと思っていたのがだんだん理論になってきた頃に、奥野先生の本を読んだおかげで可視化できることがわかったんです。

普通のMRIではわからないから、**造影MRI**を使って、今まで「なんでもない」と思っていたところに何があったのかがわかったというわけです。

奥野　**造影MRIは点滴をしながらMRIを撮ります**。そうすると普通のMRIとは違って、点滴で入ってきた物質が血液内を回っているので、血管が増えているところがちょっと光って見えたりします。今までだったら異常とされなかった部位で、はっきりと血管が増えているなどの異常が見えるのです。

――奥野先生がこの治療法を1人で始めたあとに共感される先生方が増えていき、実際に奥野先生のクリニックを訪ねてくるお医者さんもいて、現在ではこの治療を実施する施設も100カ所を超えて……。そういうレスポンスはすぐにあったんですか？

奥野　すぐではなくしばらく経ってからです。遠藤先生のお話にもあったように、その100施設の方々も患者さんの痛みと向き合ってきた開業医さんが多いんですね。**ハイドロリリース**という超音波で診て、滑走＝滑らかな動きがなくなっているところに生理食塩水を入れたりして動きを出す治療をやると、やっぱりよくなると感じていた先生方が多くいらっしゃったんです。

そういう先生が「そもそもここ、どうして硬くなってるんだ？」と考えた結果、超音波でも血管って結構見えるんですが、「血管が増えている。血管がやはりおかしいんじゃないか」というような考えをもともと持ってくださっていたという下地ができていたところに、私たちが「カテーテルを使わなくてもできるこういう治療法がありますよ」ということを、ここ2年ぐらい積極的にアナウンスしているので、だんだんそういう考え方に同意を得られてきました。

同時期に何人かの先生が始めると「あれ、安全だし、すごくいいよ」と仲間の先生方が賛同してくださって、どんどん広まっている感じですね。簡単な手技自体はそれこそ10年くらい前に開発したものですけど。

日本でも数年後に保険適用の見込み

——アメリカやドイツが早い取り組み、保険適用をしているのは我が国と何か違いがあるんですか？

奥野　そうですね、**アメリカは保険の認可についての基本的な考え方が、「通してから調整しよう」というもの**です。安全そうだからまず通して、そこから値段を上げたり下げたりします。まあ上げたりはしないんですけど、値段で調整していこうとか、そういう発想なんですよ。一方で、**日本は保険認可＝国の最終判断という意味合いが大きいので、厳しい基準で完全に大丈夫、完全に効果がある、となってから認可する**という側面があります。

しかし、日本国内での認可の見通しはあります。これから治験を始めて数年のスパンではないかと考えています。私が保険を通すために最初に取り組んでいる対象疾患は腰痛や肩こり、首の痛みなどではなく、関節の腱の痛み、スジの痛みです。

具体的には**テニス肘**や**ゴルフ肘**になって痛いとか、あとは**ジャンパー膝**とか、**鵞足炎**という膝の内側の痛み、ランニングしている人の**膝やアキレス腱の痛み**などで、総称して「**腱《けん》付《ふ》着《ちゃく》部《ぶ》炎《えん》**」というんですけど、こういった病名で最初に保険を通そうとしています。

それもこれから取り組んでいくことで準備は進めています。ここからは大学病院さんの協力を仰いで、治験を実施してということになるんです。

ただ、どの科を中心にして治験を通すかということが難しいところです。カテーテルを使った治療って普通は整形外科の先生はやらないのですが、病気としては整形外科の先生がメインになるかなと。そこはなんとか通していただきたいと思っています。

――整形外科の先生は、痛みを無視できない分野ですからね。

遠藤　基本的に「骨折や変形を治す」という整形外科の学問の流れがあって、特にレントゲンが私たちの学問の基礎ですので、**変形のない痛み、レントゲンに捉えられない痛みに対して弱点があります**。ですから筋肉や腱の痛みに関してはすごく遅れている部分があることは否めません。それが痛みを訴える患者さんに対して「なんでもない」と言ってしまう原因になっているんだと思います。

モヤモヤ血管について学会で発表

遠藤　あと、カテーテルという手法が私たちの中にはまったくないので、放射線科の先生とジョイントしてやっていくというのはすごく世の中の役に立つかなと思います。今後は変わっていくでしょうね、これが第一歩になると思います。

実は先日、日本腰痛学会に行ってきて（２０２３年）、整形外科がメインでやっている学会でも奥野先生が発表なさって、多くのお医者さんにモヤモヤ血管の存在を確認してもらえたのも結構大きな一歩ですよね。

奥野　本当にそうですね。もちろん10年前に書籍を出版した頃も学会に呼んでいただいたことはあったんですけど、それは「なんか新しいことやってるみたいだね」くらいの受け止められ方だったんです。それが最近ではやはりほかの国で保険適用になったりしたこともあり、「これから日本でも保険が通る可能性もあるので、整形外科の先生にも知っておいてほしい」みたいな演題をつけてくれて、膝の学会などで発表できたのは大きな進歩だったと思いますね。

遠藤　腰痛に関しては日本腰痛学会という全国レベルの大きな学会があります。**腰椎分離症**のところで奥野先生に発表していただいて、参加した先生方はすごく興味を持ってくださったようでした。

奥野　腰痛学会というのは脊椎の手術をしている先生がメインで参加されているんですが、その中でも「痛み」に興味を持ってくださっている先生が多いんです。腰痛学会という名前の通りです。

――ところで、奥野先生のクリニックにいらっしゃる患者さんは、どういう年齢層が中心で、どういう部位の痛みを訴える患者さんが多いんですか？

奥野　受診される方の平均年齢としては50代ですね、もちろんもっと高齢の方もいらっしゃいます。男女比は同じくらいです。でも10代の子も来ますよ。今日も10歳の子どもが「かかとが痛い」と言って来院しました。

部位としては**肩**、**肩こり**、**首の痛み**、**腰痛**、**膝**、**肘**、**足**などが主です。共通しているのは本書のタイトルではありませんが、病院に行ったけど何もやることはありません、これはもう仕方ないんだよと言われたり、レントゲンでは別に悪くないねとか、もうちょっと悪くなったら手術してあげるよとか、リウマチじゃないよ、などといったことを医者から言われてしまう方たちです。

遠藤　実際、中学生などで毎日元気にやっていた部活ができなくなり、生活するうえでも影響が出ている子がいます。それをモヤモヤ血管治療が解決してくれました。膝、かかともそうですけど。

奥野　この本では年代別の解説もしたいと思っています。10代の子とか、本当にかわいそうなんですよ。痛くなって腰椎分離症、いわゆる**疲労骨折**ですが、大きいコルセットを3カ月着けてもよくならないかもしれないんです。かかとが痛い子は**シーバー病**（107ページ参照）の疑いがあるとか、本書の中でもご紹介します。

遠藤　シーバー病とは**成長痛**みたいなものですね。
奥野　はい。それが長く続き、何十年単位で痛いという患者さんもいます。
遠藤　それはつらいですよね、歩くたびにビンビンですから。
奥野　最近になって超音波やＭＲＩを使った診療が手軽にできるようになってきたんです。**超音波は以前、そんなに性能がよくなかったんですが、性能がどんどん向上してきて細かい構造まで可視化できるようになってきた**ということは大きな進歩です。
　普通の血管とは異なり、モヤモヤ血管は血液の流れが異常なので信号の色などが違います。ドップラーといって普通の血管はある方向を向いて流れているので、単色で赤か青かの一定のどちらかなんですけど、モヤモヤ血管は蛇行しているので色が混ざっているんです。
　それを患者さんに見せて「これ、変ですよ」と説明したら非常によくわかってもらえます。患者さん本人にも「**痛くて当たり前だったんだ。自分は何もおかしくなかったんだ**」と納得してもらえます。

痛みのパラダイムシフトへ
――奥野先生の出現以前と以後では全然違いますね。

遠藤　痛みのパラダイムシフトです。

奥野　超音波の技術の進化もそうですし、遠藤先生もそうですけど、ほかの先生方も痛みに興味を持って診てくれるようになって、それは私だけじゃなくて、いろんなことの相乗効果で増えてきたと思います。

病院に行ったけど原因がわからなかった、もしくは対処してもらえなかったという人たちにとって役立つ本になるといいですね。

遠藤　なかには痛みを訴える患者さんに対して、医師が安直に「**それ、原因はストレスですよ**」とか言う場合もあります。目に見えないストレスで痛みが出ていると。

確かにストレスで痛みが出ることはありますけれども、雑にストレスで片づけないではしいなと思います。ストレスって便利な言葉ですよね。誰でもなんらかのストレスはありますから（笑）。

奥野　あと、**痛みを患者さんが増強させてしまうことがある**ことも見逃せません。

遠藤　**中枢感作**（痛みの信号の感受性や反応性が亢進した状態を指す神経生理学的用語。通常、閾値以下の入力に対して反応する状態や正常な入力に対する過剰反応［痛みの増強や受容野の拡大］が含まれる）ですね。

慢性疼痛の患者さんが2、3の痛みを8や9に感じることはあります。

例えば、嫌いな人って最初から嫌いなわけじゃなく、イヤなことばっかり言われていると、何かを言われる前に顔を見ただけでも「嫌い」という感情が湧き上がってきますよね。中枢感作も同じなんです。**長いこと痛みに接していると、痛みに対する恐怖や不安、嫌悪感が増して、脳が8や9に痛みを感じてしまうのです**。

しかし、原因のない痛みを感じることは中枢感作ではありません。中枢感作する人ほど、原因をしっかり突き止めてあげないといけません。それなのに中枢感作が問題だとばっさり切り捨てる医者もいるんです。それは痛みが精神的な原因とする診断と近いものです。中枢感作している人ほど、原因にしっかりアプローチしてあげなくてはなりません。

奥野　**原因や理由がわかるだけで助かるというか、メンタルが落ち着く**ということはあります。こんなに痛いんだから何か原因があるはずだと調べて、「何もないよ」と2人か3人の専門家に言われると、「えっ？」って思って、結構ダメージを受けてしまうようですね。

遠藤　**「知らないことからくる恐怖と不安が痛みを増強させてしまう」**ことをきちんと説明すれば、不安と恐怖と痛みの悪循環から抜け出すきっかけを作ることができます。治せない痛みもありますが、**治せなくても「どうすればいいかがわかる」と不安が減り、痛みはそれなりに落ち着く**ことがあります。

本書ではそういうことも解説していきたいと思います。

第1章

病院に行っても対処してもらえない痛みの原因（奥野）

ありふれた痛みは、治すのが難しい?

「関節が痛くて病院を受診したのに、有効な処置をしてもらえなかった」

そのような経験はありませんか? 特に肩や膝などの関節の痛み、肩こり、腰痛など、多くの皆さんが困っている**「ありふれた」痛みや症状は、病院で診てもらっても根本的な解決法が提示されない**ことが少なくありません。

レントゲンを撮ったり、場合によってはMRIまで撮影したのに、「大きな異常が認められない」とか「手術するような場所はないですね」などと言われ、湿布や痛み止めをもらって帰ったことがある人は多いことと思います。「こんなに痛いのに、なぜ?」と疑問に感じた方もいるかもしれません。

2013年に行なわれたアンケート調査では、**成人のうち約22%の人が、腰や膝な**

ど体のどこかに3カ月以上の痛みを抱えていると回答しています。さらにその人たちに「病院や医療機関で、あなたの痛みは満足に改善しましたか？」と質問したところ、7割の人が「いいえ」、または「十分ではなかった」と答えています。【文献①】

実は、肩こりや腰痛、五十肩や膝の痛みなどの**「ありふれた」痛みこそ、治すことが難しい**ということを、皆さんお気づきでしょうか？

例えば**肩こり**を例に挙げましょう。これは症状を抱えている人の数（有訴者数）が女性では1位、男性でも2位という、とても頻度の高い「ありふれた」症状です。しかし、肩こりで困っている人がこれほど多いにもかかわらず、**肩こりの原因はほとんど何もわかっていない**と言えるほど、肩こりに対する医療は進んでいません。そして医療機関に行ってもこれまでは有効な治

文献①　矢吹省司，牛田享宏，竹下克志・他：日本における慢性疼痛保有者の実態調査―Pain in Japan 2010より。臨床整形外科 47：127～134，2012

療法が提示できていませんでした。
パソコンの普及とともにデスクワークが増えて、スマートフォンが普及して、これだけ多くの人が肩こりに悩まされているのに、それを治す方法が見つかっていないなんて非常に困ったことだと思いませんか？　しかし、実情はそうなのです。

次に**腰痛**はどうでしょう？
世界で最も権威のある医学雑誌の1つである『ランセット』に掲載された研究によると、**今ある腰痛治療のほとんどが根本的な治療ではなく、症状を一時的に緩和するための「対症療法」であり、反対に有害なものも多く行なわれている**（それくらいきちんとした医療行為がない）と報告されています。【文献②】
私は、2024年の6月21日に、テレビ朝日の『羽鳥慎一 モーニングショー』

文献②　Non-specific low back pain. Maher C, Underwood M, Buchbinder R. Lancet. 2017 Feb 18;389(10070):736-747.

という番組に出演しました。その際のテーマは「ヘバーデン結節」で、指先に痛みが出る疾患です（95ページ参照）。このヘバーデン結節に悩む患者さんは国内に３００万人、あるいはそれ以上いるとされていて、レントゲンで見ると、３人に１人は手の第一関節に変形があるとも言われています。ヘバーデン結節になると日常生活で当たり前にできていたことができなくなります。

しかし、このヘバーデン結節も、今まで病院では治らないと言われてきました。この原稿を書いている現在でも、多くの整形外科では「治らない」と患者さんに伝えています。

大きな病院に行けば、最善の治療が受けられる？

必ずしも大きな病院に行けば、より良い治療が受けられるというわけではありません。

皆さんご存じのことかもしれませんが、そもそも大学病院や総合病院などの大きな病院は、ありふれた症状を診る場所ではありません。肩こりや五十肩やヘバーデン結節を診療する施設ではないのです。

では、大きな病院ではどんな病気を診ているのでしょうか？　**大きな病院は「重大な病気」を診療することが目的**なのです。命に関わってしまうような病気であったり、何かほかの遺伝的な病気を抱えているために簡単には解決できないような患者さんを診ていたりします。腰や関節でいえば、大きな手術が必要とされる病気、例えば強く脊髄が圧迫されて麻痺が生じてしまった、骨折がある、そういった場合に大きな病院での診療がなされています。

命に関わる「重大な病気」への医療はもちろん大事ですが、そのような病気に多くの人がかかるわけではありません。**肩こりや五十肩、ヘバーデン結節に比べれば、患者さんの数は少ないのです。**大きな病院というのは、集中した医療が必要な状態の方のみを対象にしています。このため役割がまったく違います。

重大な病気を診ることを使命としている大きな病院の医師が「重大な病気ではないな」と判断した時点で、自分たちの出番ではないとされてしまいます。

皆さんが改善を期待して、せっかく大きな病院を受診したのに、「大したことはないですよ」「レントゲンではそこまで悪くないですね」「手術するほどではありません」「加齢のせいですからあきらめてください」などと言われてしまうのには、そのような背景があるのです。

では私たちの多くが抱えるありふれた病気、ありふれた痛みについて、どうやって対処していったらいいのでしょうか？

なぜ歳だから仕方がない、治療法はないと言われるのか？

同じありふれた痛みであっても、例えば**虫歯**はどうでしょう？　虫歯の痛みは歯医者さんに行けば治してもらえますよね？　同じありふれた症状なのに、虫歯はしっかり対処してもらえます。**肩こり**や**腰痛**、**五十肩**や**ヘバーデン結節**などのありふれた関節の痛みと虫歯の違いは何なのでしょうか？

その答えは、「**原因が簡単に見てとれるものであるかどうか？**」ということがカギになります。虫歯は痛い箇所を直接観察すれば、歯の表面からエナメル質が溶けて、中の歯髄まで影響が及んでいるなど、どれくらい重症なのかが一目でわかります。レントゲンを撮れば、本来は白く映るはずのところに黒っぽく空洞のようになった虫歯が確認できます。そしてその場所が患者さんの痛みを感じている場所と一致します。**要するに痛みの原因がはっきりとわかっているため対処しやすいのです**。閉ざされて細菌が巣食っている病変を開放・洗浄して補強すれば、虫歯の痛みは治まります。

一方で、**肩こり**はどうでしょうか？　**レントゲンを見ても、超音波で見ても、MR**

現**ーで見ても正常にしか映らない。これでは何が悪いのかがさっぱりわかりません。**在の医療の標準的な検査方法では簡単には異常が発見できません。採血でも引っかかってきません。

だからこそ、肩こりはこれだけありふれているのに、治す方法がまだ見出されていなかったと言えます（最近になって新しい画期的な肩こりの治療法が開発されていますので、それについては後述します）。

つまり、今ある標準的な検査で異常が見出せないとなれば、どんなに症状が強くてもドクターは何も処置することができないということになります。もちろん、いろいろな対症療法は存在します。

例を挙げれば、**神経ブロック注射**であったり、**神経を一時的に麻痺させる注射**であったり、**生理食塩水を入れる注射**であったり、**筋肉の緊張を和らげる飲み薬**などです。

しかしこれらの治療法は肩こりを根本的に治すものではありません。

そうであれば、何が原因なのかを詳しく診ていかなくてはいけないのです。

五十肩も同じです。これだけ多くの人が五十肩になるにもかかわらず、なぜそこまで痛いのかについては最近になるまでわかっていませんでした。

病気を適切に治すには、検査方法の確立が不可欠です。虫歯であれば**直接の観察**と**レントゲン**で診断でき、どこまでひどいか（重症度）もわかります。いわゆる盲腸（正式名称は虫垂炎）も、**CT検査**で確実に診断でき、どれくらい重症なのかがわかります。

心臓の血管が詰まってしまう心筋梗塞も、**心電図**や**冠動脈血管撮影**（造影）という標準的な検査が確立しています。

しかし、五十肩の場合、最近になるまでこのような確立された検査方法がありませんでした。レントゲンではまったく可視化できません。**MRI**による診断もそこまで標準化されていません（実は専門家が見れば重症度がわかるのですが）。五十肩の画像検査も最近になって解明されつつあります。これものちほど説明します。

ありふれた痛みの原因は？

では、ここから先は、実際にこれまで「わからない」とされてきた、これらのありふれた痛みの原因について迫っていきましょう。

腰痛や肩こりなどの「ありふれた痛み」は、実は単純にひと括りにすることはできない複雑な原因から起こっています。

21世紀の社会においていまだに解決されずに残っている課題は、そのほとんどが「複雑性のある課題」だと言われています。虫歯や骨折、心筋梗塞などは、そこまで複雑ではありません。なぜなら原因がはっきりと検査で確認できるからです。

一方で、**肩こりや腰痛、五十肩や膝痛などのありふれた痛みについては、複合的な要素が多く、また個人差も大きいものです**。本書でこれから遠藤先生が紹介してくれるような座り過ぎや、体軸のブレなどが蓄積された痛みもあります。また、骨密度や骨の圧迫骨折、変形も関与してきます。また精神的な要因も深く関与します。

では複雑だからといって解決方法がないかというと、そういうわけではありません。

最近になって、これらの「ありふれた痛み」に対する、ある共通した原因が見出されています。それは、**痛みの部位に長く生じている異常な血管とその周囲を取り巻いている神経の存在**です。

私は2015年にワニブックス【PLUS】新書から『長引く痛みの原因は、血管が9割』という本を出版しました。肩こりや五十肩、へバーデン結節、あるいは膝の痛みや腰痛に至るまで、多くのありふれた痛みの原因の中心にあるのが、その本の中で詳しく解説し、「**モヤモヤ血管**」と紹介した異常な血管です。これは根本的な痛みの原因として非常に重要なものです。

例えば**五十肩は、現在では肩の関節にモヤモヤ血管ができる病気として再定義されています**。また、**へバーデン結節もモヤモヤ血管を減らす治療を行なうことで改善することがわかってきました**。

長引くありふれた痛みの場所にできる、モヤモヤ血管

ではモヤモヤ血管とは何なのか？　なぜ痛みが出てしまうのか？　について、ここで簡単にまとめておきたいと思います。

モヤモヤ血管は関節のまわり、腰、肩こりなどの長引く痛みの部分にできる異常な血管のことを指します。モヤモヤ血管は神経と一緒に増えてしまい、炎症を助長して治りにくい痛みを作ってしまうのです。

私は、２００７年にがん治療をやっている傍ら、腰痛や五十肩、膝の痛みなどのありふれた関節痛の場所に異常な血管が増えていることを発見し、それを減らす新しい方法を開発して、２０１２年頃から論文を書き、海外の医学雑誌にその成果を発表してきました。

しかし、「**痛みの原因は、血管だ！**」などと突然聞かされたら、皆さんはすんなりと納得できるでしょうか？

「どうして血管が痛みと関係あるの？」「血管って体にとっていいものなんじゃないの？」という疑問が湧くと思います。

しかし、実際にこのモヤモヤ血管の治療は序章でもお伝えした通り、２０２２年にはアメリカで保険適用され、２０２３年にはドイツでも保険診療として認められ、現在では両国でたくさんの人が治療を受けています。またこの2カ国だけでなく、ヨーロッパや南米、中東、アジアでも多くの国で実施されています。

本書を執筆している現在（２０２４年9月）、日本では保険診療の対象ではありませんが、数年先には保険診療になる見込みです。

モヤモヤ血管は、本当にそんなに多くの痛みに関係する？

ここまでお読みになった読者の方は、「本当にモヤモヤ血管とかいうヤツが、そんなに多くの痛みに関係するの？」と疑問に感じたかもしれません。「決めつけではないの？」と思う方も多いでしょう。

しかし近年、実際に**多くの医療機関の調査で、驚くほどにさまざまな痛みの病気に血管が関与していることがわかってきました**。という より、むしろ、血管が関与していない、という報告を見つけることが極めて困難なくらい、痛い箇所には血管が増えている研究結果が発表されています。

２０１８年に発表された五十肩についてのＭＲＩ検査を用いた研究では、**五十肩の患者さんのうち１００％の方に、モヤモヤ血管が存在する**ことが報告されています。【文献③】

また、**膝痛の治療においても95％以上の人がモヤモヤ血管を持っていた**ことが実証されています。さらに腰痛では千葉大学の先生たちが、腰のまわりの椎間板や椎間関節といった場所に異常な血管とともに神経が増えていることを報告しています。【文献④】

文献③ Blood flow evaluation by dynamic magnetic resonance imaging of symptomatic rotator cuff tears and frozen shoulders. Sasanuma H, Sugimoto H, Iijima Y, Kanaya Y, Saito T, Takeshita K. J Shoulder Elbow Surg. 2018 Dec;27(12):e372-e379.

なぜ血管が痛みの原因になるのでしょう?

ところで、どうして血管が増えたら痛みが出てしまうのでしょうか?

読者の皆さんは、人間の体にとって血管はなくてはならないものだと学校で教わったはずです。血管は人体を構成する細胞に酸素や栄養分を供給したり、二酸化炭素や老廃物を回収、排泄したりするために大変重要な器官です。

しかし、それは私たちがお母さんのお腹の中で体ができ上がっていく過程でできる、きれいな整理された「正常な血管」についての解説です。**私たちが大人になり、年齢を重ねたあとに生じる血管は、実は赤ん坊のときにできるきれいな血管とは違って、構造もいびつで役割もしっかり担うことができず、むしろ周囲に水分や炎症細胞を漏れ出**

文献④ Innervation of the lumbar intervertebral disc by nerve growth factor-dependent neurons related to inflammatory pain. Aoki Y, Ohtori S, Takahashi K, Ino H, Takahashi Y, Chiba T, Moriya H. Spine (Phila Pa 1976). 2004 May 15;29(10):1077-1081.

したりするトラブルを起こしてしまう血管なのです。

このトラブルを起こしてしまう血管が、たくさんできてしまうとよけいに炎症を悪化させます。そのため、このような血管は減らしておいたほうがいいのです。

さらに重要なことなのですが、**血管と神経が一緒に成長してしまう**という人間の体の基本ルールがここで問題となります。

膝が痛いのにレントゲンで見るとそこまで悪くない人の膝を実際に観察してみると、**異常なモヤモヤ血管がたくさんできているだけでなく、その血管にまとわりついて一緒に伸びている神経がた**

モヤモヤ血管の治療

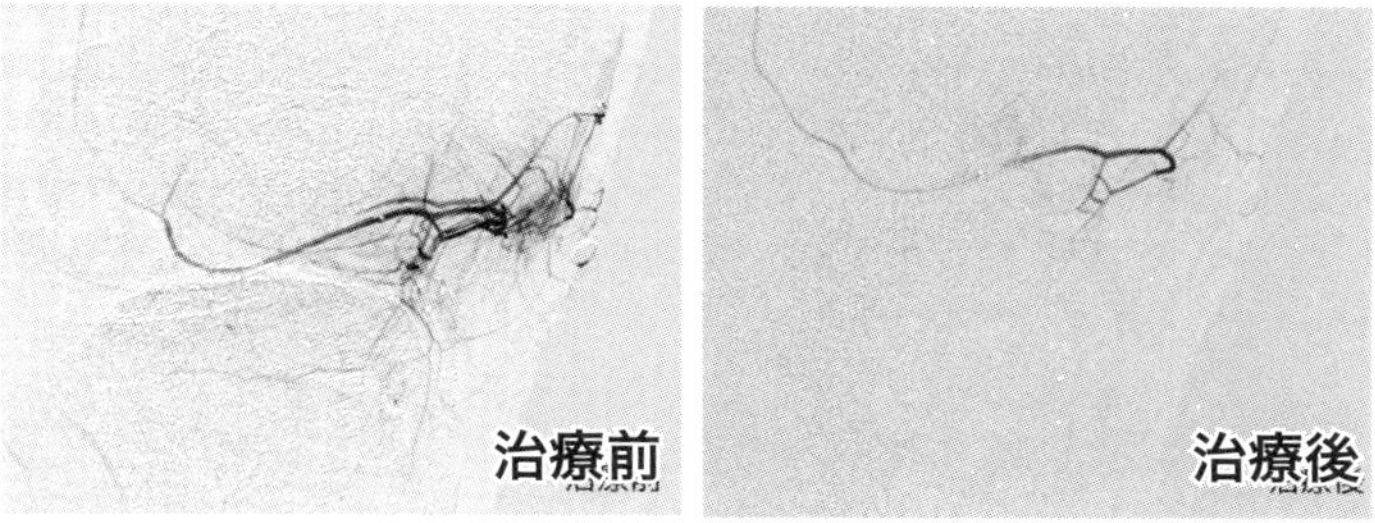

５年続いた原因不明の両膝の痛みに有効だった、炎症で生じた異常な血管を細いチューブを用いて減らす治療。施術時間は 20 〜 30 分、局所麻酔で行なう

くさんできていることがわかります。

神経もいびつな形になって増えているために、今までだったら痛くなかったような階段を下りるとか、椅子から立ち上がるといった動作で痛みを感じてしまいます。

神経と血管は隣り合って位置しているだけでなく、お互いに影響し合っています。

神経からは血管をより悪化させるような物質が放出されて、そのせいで血管は拡張します。血管が拡張すると、今度は隣にある神経が過敏になるように人間の体はできています。ですから異常な痛みが出てしまうのです。

正常な血管とモヤモヤ血管

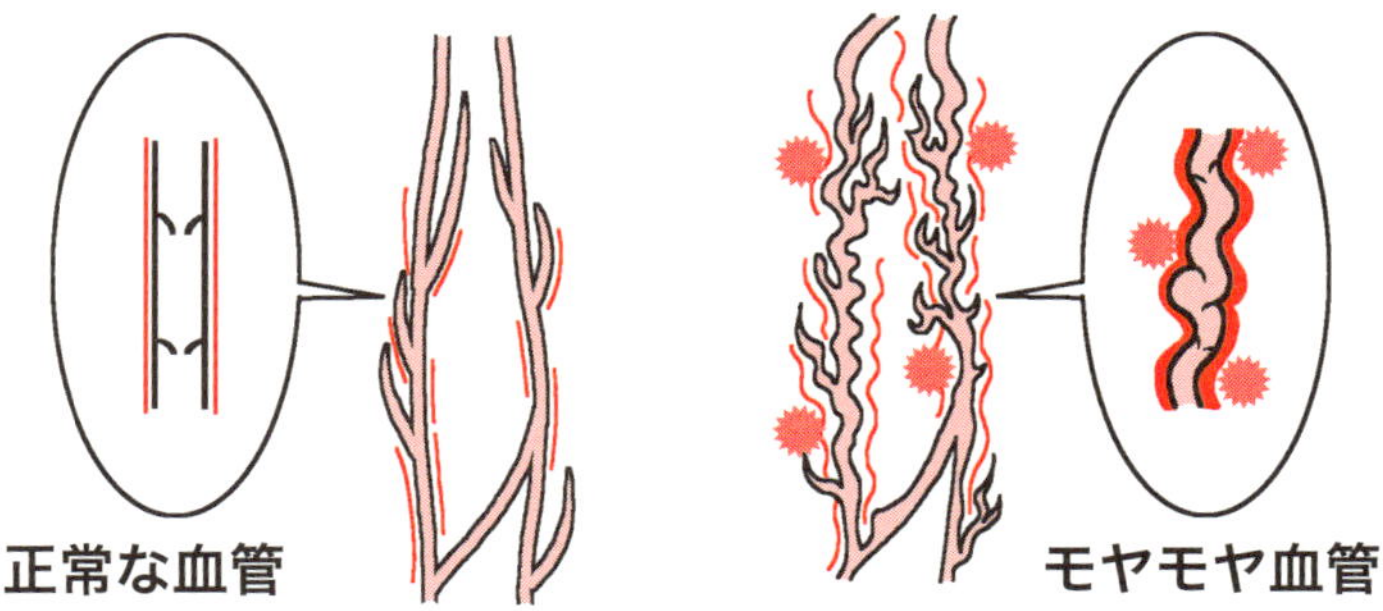

正常な血管は周囲にある神経を刺激しない。一方でモヤモヤ血管は拡張して、すぐ近くにある神経に触れて痛みの信号を送る。また、痛みの信号が送られた神経は、さらに血管を拡張させる物質を放出することで、悪循環が生じる

さらにモヤモヤ血管はほかにも悪さをします。

血液の中にある**フィブリン**という繊維成分が外に漏れ出してしまうために、モヤモヤ血管ができたところは硬くなってしまうのです。**トリガーポイント**と呼ばれる、体に「**しこり**」のような硬い部分が生じてしまい、しかもそこに痛みが出ることをドクターたちはよく知っていますが、その原因のもとになっているのもモヤモヤ血管です。

血管のまわりに繊維成分が漏れてしまうため、そこが繊維化して硬くなります。すると今度は滑らかに動いていたはずの体の膜と膜の間が癒着して、**ひきつれ**（瘢痕拘縮）を起こすようになり、それがさらなる痛みを生じさせます。遠藤先生が提唱されているように、**本来はゆるゆるとしたファシア（疎性結合組織）が硬くなってしまう**のもこのためです。

また、神経繊維の性質として、ゆるゆるした場所ではそこまで過敏な反応はしませんが、**繊維化した硬い部分を通り抜ける神経は過敏になる**ことが知られています。

このため、モヤモヤ血管ができて普段よりも硬さが生じている場所は、よけいに痛みを生じさせます。

五十肩がその典型的な症状です。五十肩はモヤモヤ血管が肩の関節にできる病気として今では再認識されていますが、この際に血管が増えるだけでなく、繊維も一緒に増えてしまうために硬くなるのです。

まとめると、モヤモヤ血管は

①神経を一緒に増やす
②炎症細胞や水を外に漏らす
③繊維を漏らしファシア組織を硬くする

などの問題を起こしてしまうため、長引く痛みの原因となります。

では次に、モヤモヤ血管ができてしまう理由について解説していきましょう。

なぜ、モヤモヤ血管はできてしまうのでしょうか？

モヤモヤ血管はさまざまな刺激でできてしまいます。

例えば**転んで膝の内側をぶつけたとか、不意に肩をひねったとか、そういったことから生じる可能性があります**。打撲や捻挫などのありふれたケガが原因でモヤモヤ血管ができてしまうこともあるのです。

しかも、**年齢を重ねるほどできやすくなります**。

若いうちは異常な血管が少しできたとしても、それらを減衰させる能力が高いので、すぐに血管が減って正常化し、２週間ほどで痛みが治まります。

しかし、加齢とともにこのような「**血管を正常化する働き**」は衰えてしまいます。平均して40代後半を過ぎると、この血管を減らす能力が著しく下がるため、体のあちこちに異常な血管ができやすくなってしまうのです。

また**同じ動作を繰り返して行なうことや、座りっぱなしなどの長時間にわたる刺激も異常な血管ができてしまう原因となります**。さらには、**高カロリーの食事を取ったり、不規則な生活をする**ことなども、異常な血管ができる原因になります。

徹夜をすると目のまわりの白目の部分が充血することがありますよね？　あれは正常であった血管が徹夜という身体的ストレスで異常化している一例です。そのように、**寝不足やストレス**なども異常な血管を作る原因になります。

ではどうやってこのような異常な血管を減らせばいいのでしょうか？　それについては第４章で詳しくお話ししたいと思います。

もちろん、すべての痛みがモヤモヤ血管が原因だと言っているわけではありません。神経が物理的に挟まることが原因になって痛みが生じることもあります。

例えば**ヘルニア**ができてそれが神経を圧迫して、神経が引っ張られて痛くなる、あるいは逆に血液の流れが悪く、血の巡りが滞って「瘀血《おけつ》」と呼ばれる状態になって痛みが出ることもあります。

また、体を動かさなくなったことで体全体の組織が硬くなって癒着を起こし、それらが引っ張られる際の痛みや、もちろん、骨折や骨の変形などによる痛みもあります。

さまざまな痛みがありますが、**「病院で治すことができない」と言われた場合は、異常な血管が関与していることが多い**のです。

次の章では、体のいろいろなところにできる痛みのうち、特に病院では対処してもらえないような「ありふれた痛み」について、体の部位ごとに解説したいと思います。

手に生じたモヤモヤ血管

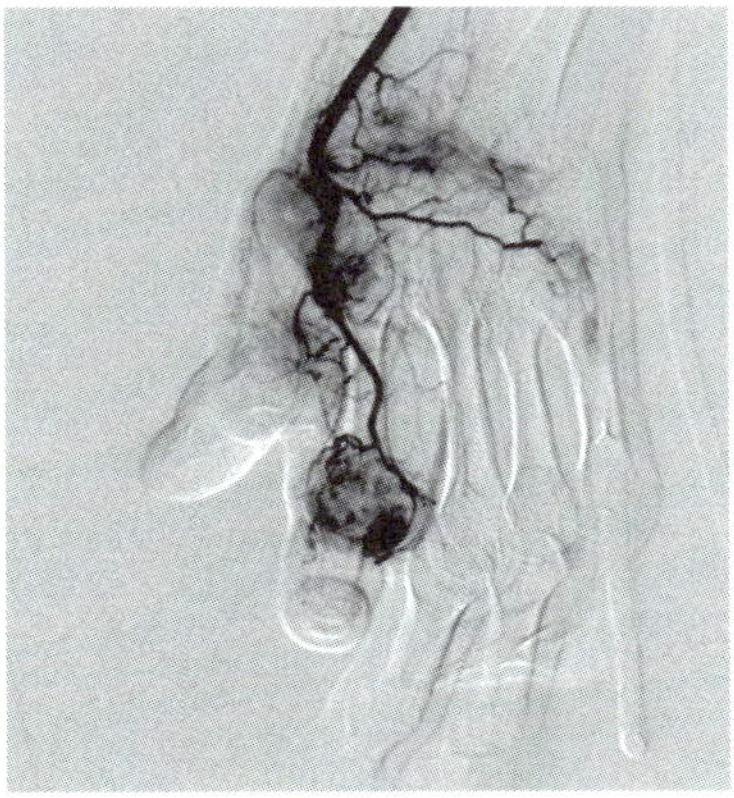

コラム

「私にもモヤモヤ血管があるの?」モヤモヤ血管のチェック方法

「自分にもモヤモヤ血管があるの?」と疑問に思う方は、こちらのチェックリストを参考にしてください。

チェックリストのうち、すべて当てはまる必要はありません。2つほど当てはまれば、モヤモヤ血管による痛みである可能性が高くなります。

□自分の指で押してみると、明らかにほかの場所に比べて痛い場所がある(圧痛がある)

□じっとしていても痛むことがある

□就寝前、就寝中の寝返りなども痛む

□朝起きたときの動き出しが痛い

□立ち上がるときや、不意の動作などの動き出しが痛い
□痛みの感じ方は、ズキズキ、ジンジン、チクチク、重く感じるなど
□痛い場所が赤くなったり、腫れている、硬くなっている
□天気によって痛みが変わる。クーラーの風に当たると痛い
□お酒を飲んだあとに痛みが増す
□激しく運動したあとや体を酷使したあとに痛みが増す

第2章

体の部位別のありふれた痛みを詳しく解説

（奥野）

肩の痛み

ここからは体の各部位において、どんな痛みが生じやすいかについて詳しく解説していきましょう。

皆さん、「肩が痛い」と聞くと、どんな病気を思い浮かべるでしょうか？

肩の痛みで最も代表的な病気といえば、なんといっても「**四十肩**」や「**五十肩**」が真っ先に思い浮かぶかもしれません。

「四十肩」と「五十肩」は、名前こそ異なりますが、同じ病気（正式名称：肩関節周囲炎または凍結肩）を指します。50歳前後で発症することが多いため、以前は五十肩とだけ呼ばれていましたが、最近では40代の人がかかった際には四十肩という言葉が使われます。

なぜ四十肩、五十肩が肩の代表的な病気といえるかというと、**この疾患にかかる人の数がとてつもなく多く、また、すぐ治らずに一定期間痛みの時期が続く**ためです。

五十肩はひとことで言うと「肩の痛みとともに腕が動かせなくなる」病気です。大きなきっかけもなく徐々に肩が痛くなり、痛みと動かしにくさが生じて腕が上がらなくなる症状を呈します。

「**腕が上がらない**」とはどの程度かというと、棚の上にあるものに手が届かなくなる程度にとどまらず、ひどいときは自分の手が頭部にも届かなくなって髪の毛が洗えなくなり、さらに悪化すると顔に手を届かせることさえできなくなります。また、夜寝ていて痛みで目が覚めてしまう「**夜間痛**」が生じるのも特徴です。

五十肩の痛みは重症化すると、まるでがんや心臓の病気など、重大な命に関わるような病気が生じたのではないかと思うくらいに強い痛みとなります。

以前は、なぜ五十肩はこんなにも痛いのか、そしてなぜ顔も洗えないほど動きが硬くなってしまうのかということが解明されていませんでした。

しかしそれは最近になって両方とも異常な血管（モヤモヤ血管）ができてしまうという1つの原因で説明できることがわかってきました。

関節はそのまわりを袋のような構造で包まれていて、これを**関節包**《かんせつほう》と呼びます。五十肩という病気はこの関節包にたくさんの異常な血管ができてしまい、その血管と一緒に神経が増えてしまうために、その神経が関節包でネットワークを作って、たくさんの神経伝達物質が放出され、痛みが生じてしまうことがわかってきたのです。

五十肩の人の肩関節には、神経の数が正常な人よりも5倍以上に増えて、また1つひとつの神経繊維も、よけいに過敏になり、ときとして非常に強い痛みを発生させるようになるのです。

では、五十肩はなぜ腕が動かなくなるほどに硬くなるのでしょうか？

これも血管が増えてしまうという理由で説明できます。異常な血管は、前にも述べたように周囲に繊維を漏らしてしまいます。**フィブリン**と呼ばれる繊維が血管の中を走っているのですが、それが外に漏れ出てしまい、関節包にたまっていきます。この繊維がたまることによって、本来ならば、薄くて伸びやかなはずの関節包が分厚くて硬いものにとって代わってしまうのです。

このように、激しい痛みも肩が動かなくなることも1つの原因、すなわち関節包に

関節の構造

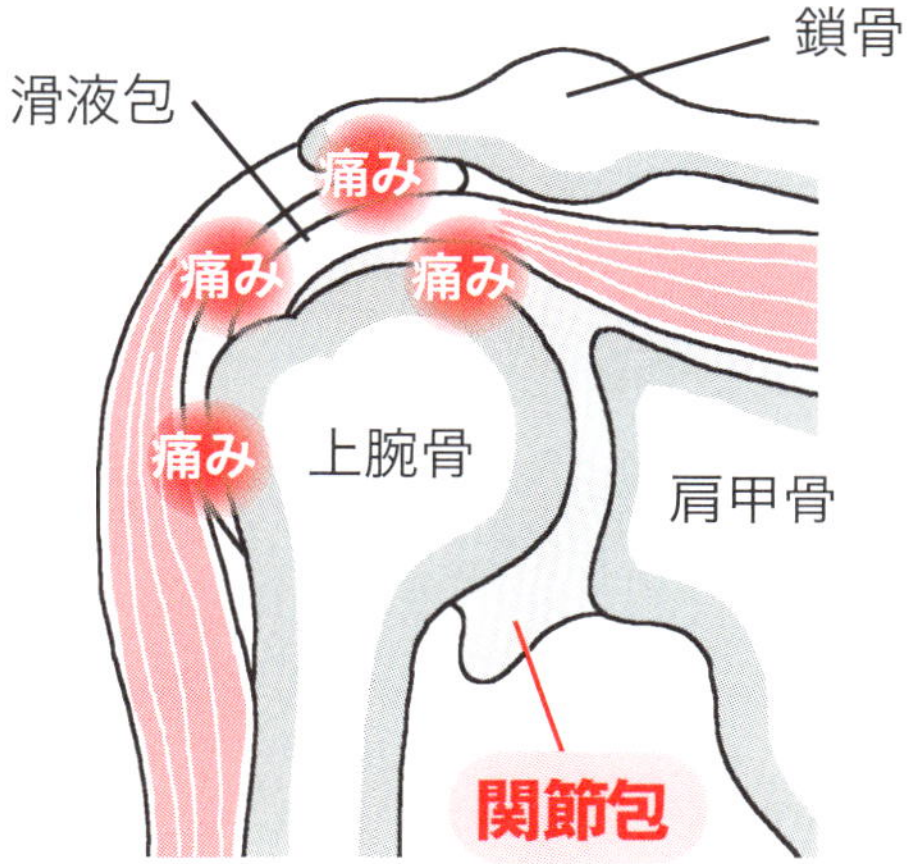

モヤモヤ血管ができることで説明できるのです。

自治医科大学の先生たちが行なった研究はこのことを裏づけています。五十肩の人に血管がどれだけ増えているかをMRIで撮影したところ、100%全員の人で異常な血管が大量に増えていることがわかりました。

ちなみに五十肩の痛みはどれくらい長く続くのかというと、症状の重さによって変わってきます。

軽症の場合は半年ほど、重症の場合は短くても1年半続き、平均して2~3年続くとされています。「五十肩なんて放っておいたらいつの間にか治ったよ」と言う人もいると思いますが、そういう方はごくごく軽症の部類に入ります。重症になってしまうと、夜寝ていても痛い、腕も全然上がらない、そのような状態になってしまいます。

ではどうやって治したらいいのかというと、「痛みと硬さ」の共通の原因となっている異常な血管を減らしてあげることで、重症の方でも速やかに治っていくことがわかってきました。このことについては第5章で詳しく解説していきます。

そして、肩の痛みが出る病気は四十肩や五十肩以外にもあります。しかし、肩関節のまわりに異常な血管ができてしまうことは共通しています。

五十肩のモヤモヤ血管

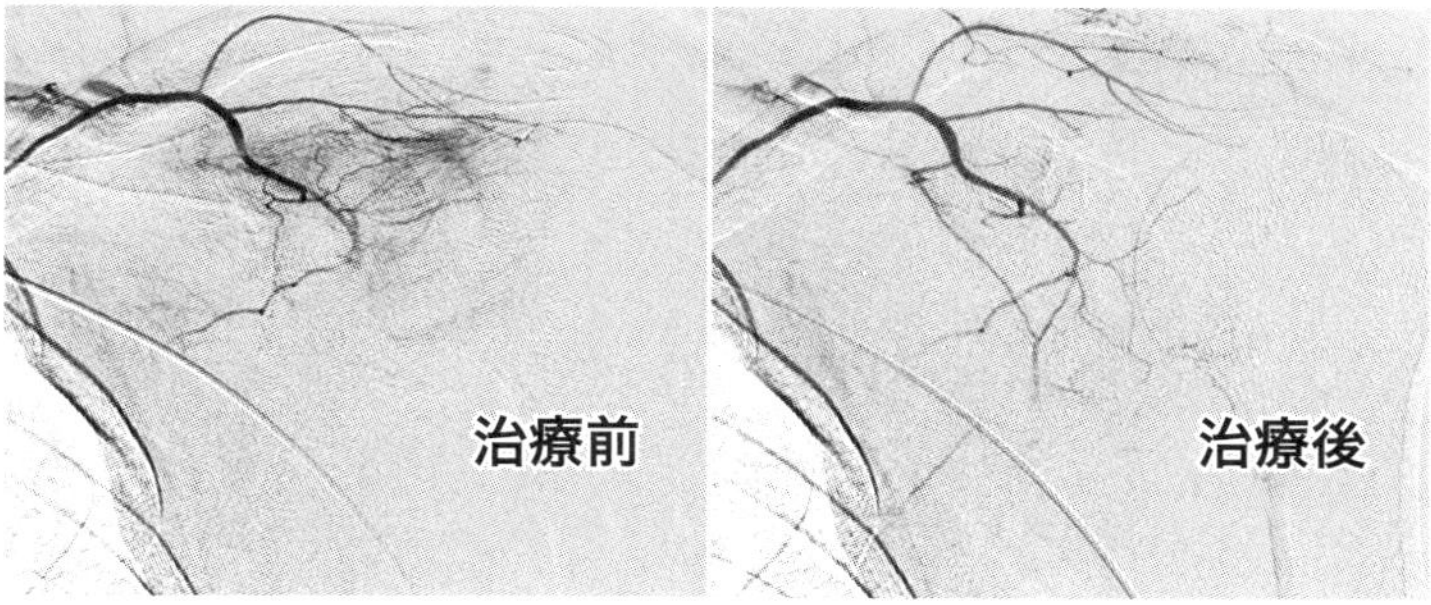

年齢別の肩の痛み

肩の痛みを生じさせる疾患は、患者さんの年齢によって大まかに原因となる病気を判別することができます。

40代、50代の年齢の人でしたら、**四十肩、五十肩**がほとんどです。それよりも若い年齢、20～30代の人が四十肩になることはほとんど稀です。30代で肩に痛みが出ている場合は、のちほど解説する**石灰沈着性腱板炎**の疑いがあります。また10代、20代でスポーツをやっている人なら、**スポーツによる肩の痛み**を考えます。

60代の人が肩の痛みを訴えて受診してきたら、真っ先に思い浮かべるのは**腱板断裂**という病気です。腱板断裂は肩のまわりを守っている回旋筋腱板という4つの筋肉（肩甲下筋、棘上筋、棘下筋、小円筋）が上腕骨という骨にくっついているところが部分的に剥がれてしまったり、亀裂が入る、あるいは断裂してしまうことを指します。

この疾患は60代の方がなりやすく、痛みが出たり、腕を上げづらい、腕を使うとだるさが出る、などの症状が出ます。

一方で、70代や80代の人が、肩が痛いと言って受診してきたら、**腱板断裂後関節症**（CTA）という病気を疑います。

腱板断裂後関節症というのは70代以上の人が発症することが多く、非常に厄介な病気です。これまでご紹介した疾患の中でも最も治すのが難しい病気ともいえます。腱板断裂は先ほど60代で生じると紹介しましたが、60代で腱板断裂が起きたあとに、二の腕の上腕骨頭というところが今まで腱板で守られていたのが守られなくなり、裸でむき出しになった状態で引きつけられるように、その上にある**肩峰**《けんぽう》という骨にぶつかっていくようになります。

このぶつかりが繰り返されることで、腱板断裂が生じてから、10年ほど経過したときに、腱板断裂後関節症という特殊な炎症の強い状態に移行していきます。

この際に生じる炎症はとてもしつこく、つらいものなので、私たち炎症を治すプロとしても厄介な病気だと感じます。実際には炎症が治りきらず、残念ながら人工関節にしてしまう人もいるくらいのものです。

石灰沈着性腱板炎という病気もあります。これは肩の周囲に石灰の袋ができてしまい、それが破れることで中の石灰が飛散して、それが強い炎症を引き起こすことで痛みが発生するものです。急な痛みが生じますが、2週間ほどで治ることが多いです。

このように大雑把ではありますが、年齢によって痛みの原因を分けることができます。この年齢別の考え方に関しては、次ページの図表にまとめています。ご自身や周囲の方が肩の痛みで悩んでいるなら、どの年代なのか参考にしてみてください。

ちなみに、「**肩こりと肩の痛みとはどう違うの？**」という質問を受けることもあります。肩こりとはいわゆる**僧帽筋**のあたりを指しています。一方で医師が「**肩関節**」と呼ぶときはそうではなく、どちらかと言うと腕に近いところの部分を指します。次ページ下のイラストの通りです。

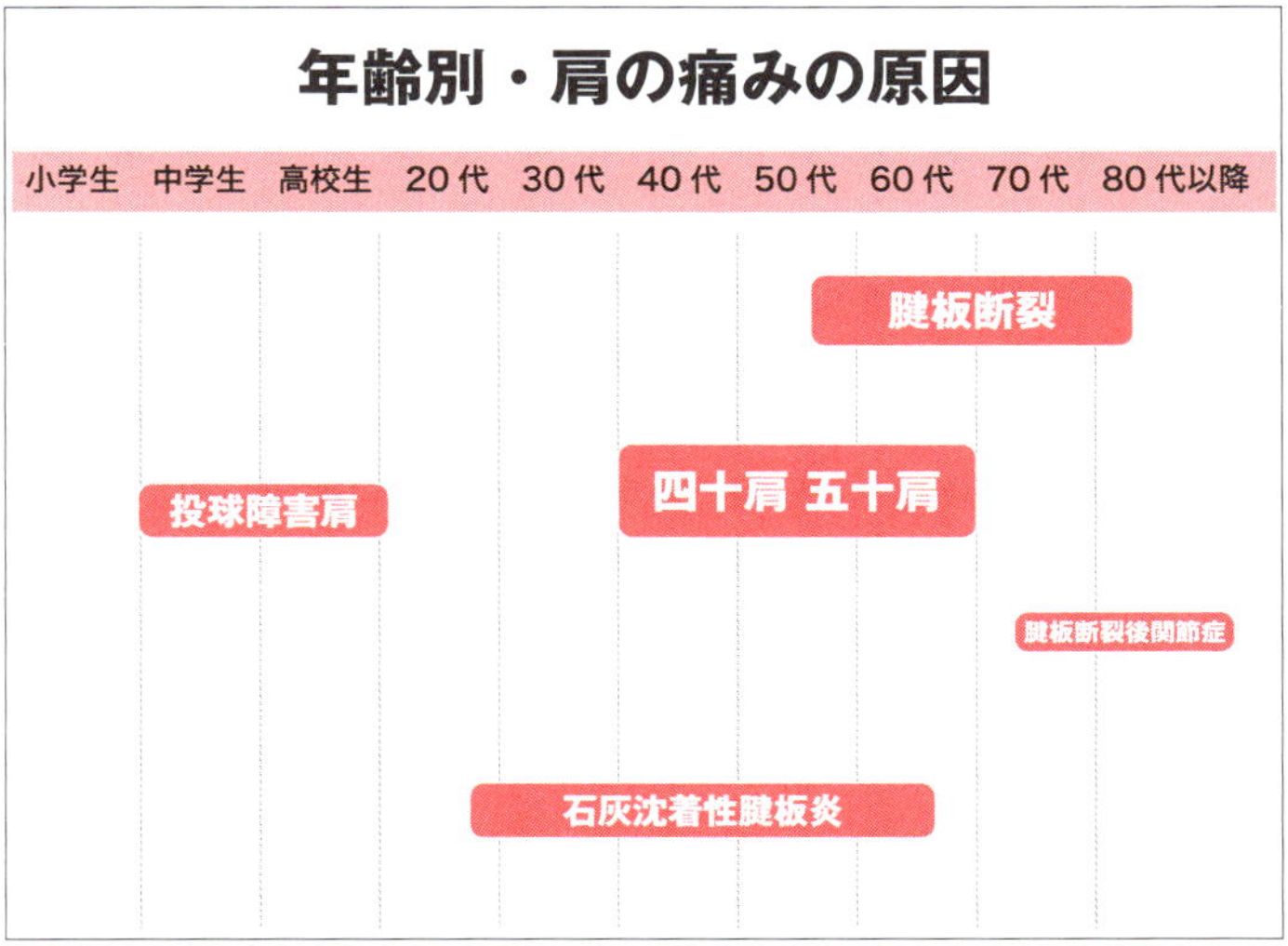

肩こりと四十肩・五十肩は部位が異なる

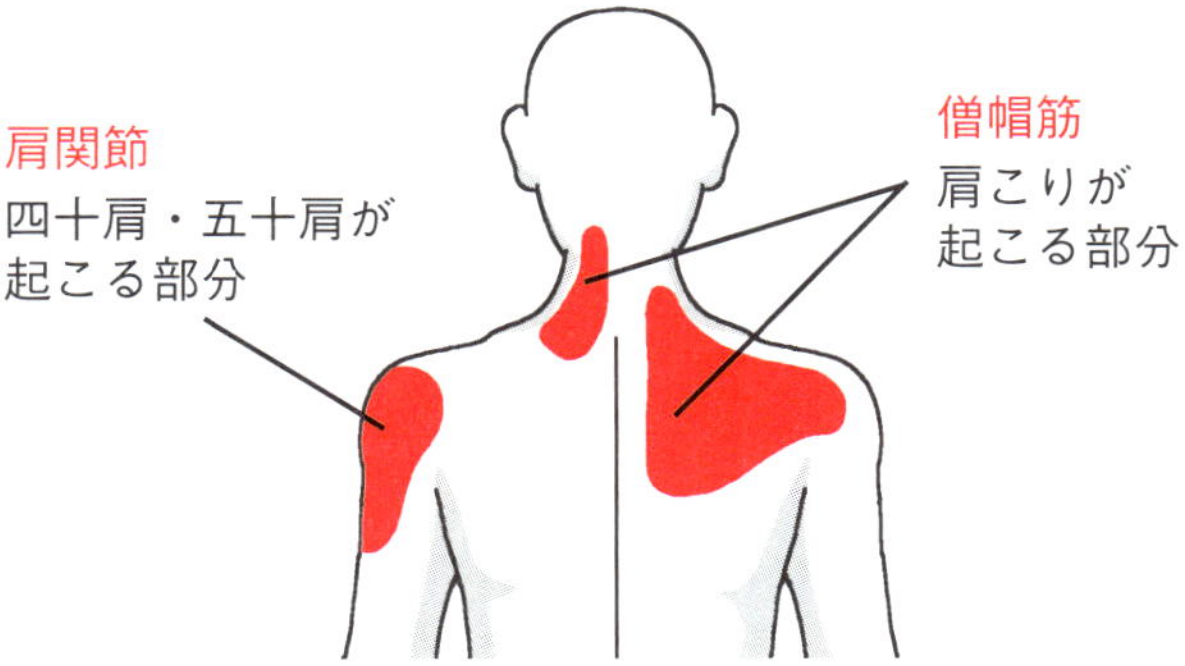

体験談

肩の動注治療を受けた患者さん（40代女性・会社員）

朝からデスクに向かいパソコン作業をすると、夕方には首から肩甲骨にかけてビーンと張るような違和感がありました。それほど重くないはずのネックレスが、夕方には異様に重く感じて取り外したくなっていました。

ドクターストレッチに毎週通い、自分でも動画を見てストレッチして肩こりを解消しようと試みたのですが、すぐに元に戻ってしまうので「この肩こりとはつき合っていくしかないかな」とあきらめていました。

40代に入ってから右肩のコリがこれまで以上に強くなり、肩から腕にかけてしびれるような感覚が出るようになりました。不定期にジンジン、ズキズキと不快に痛み、何気ない動作で痛みが走るようになりました。

そのうち次第に「痛みが怖い」と思い始め、動きそのものをかばうようになりました。病院に行ってみたものの、湿布を出されるだけでした。

そんなとき、知人から「肩こりの新しい治療法がある」と聞き、オクノクリニックを受診することを決意しました。動注治療は麻酔のときにチクッとした痛みがありましたが、あっという間に終わった感じでした。治療後すぐに肩の場所が赤くなり、ピリピリ、じわぁーっと温かくなる感じでした。

2～3日後、肩の張りがなくなりました。1週間後には肩甲骨周辺の突っ張った感がなくなり、右腕を回したときのゴリゴリなる音が半減しました。

ジンジンするしびれがなくなったので寝返りを気にすることもなくなり、日常生活が非常に快適になりました。あれだけ毎週ストレッチに通ってもよくならなかったのに、1回わずか数分の治療で不快感が大幅に軽減して、日々がとっても楽になったことに感謝しています。

膝の痛み

膝の痛みで最も多くの人がかかる病気があります。それは、関節の軟骨がすり減ってしまうことでよく知られる「**変形性膝関節症**《へんけいせいひざかんせつしょう》」と呼ばれる病気です。

街中で非常に強いO脚のお年寄りの方を見かけたことがあるかもしれません。そのような強いO脚も変形性膝関節症が進んだ状態です。

以前は、この膝の軟骨のすり減りは、「**長期の使用に伴う摩耗**」で減ってしまうと考えられていました。つまり車や自転車のタイヤのゴムがすり減るように、膝を長年使うことによって、軟骨がすり減ってしまうと考えられていたのです。これは「**wear and tear theory**（摩耗と損傷理論）」と呼ばれていました。

しかし20年ほど前から、軟骨のすり減りの進み具合は個人差があったり、同じ人でも左右差があったりすることがわかってきました。

このことから、軟骨のすり減りは一定のスピードで進むのではなく、ある状況においては非常に早く進み、またある状況においてはほとんど進まないのではないかと考えられるようになってきたのです。

軟骨がすり減ってしまうのを加速させる主な原因は２つあることが知られています。そのうちの１つは昔の「**膝の大きなケガ**」です。特に**半月板**や**前十字靭帯**（ＡＣＬ）という部位に代表される靭帯が切れてしまってそれが修復されていない場合に、将来的に非常にスピードを持って変形が進むことが知られています。

前十字靭帯・半月板の構造

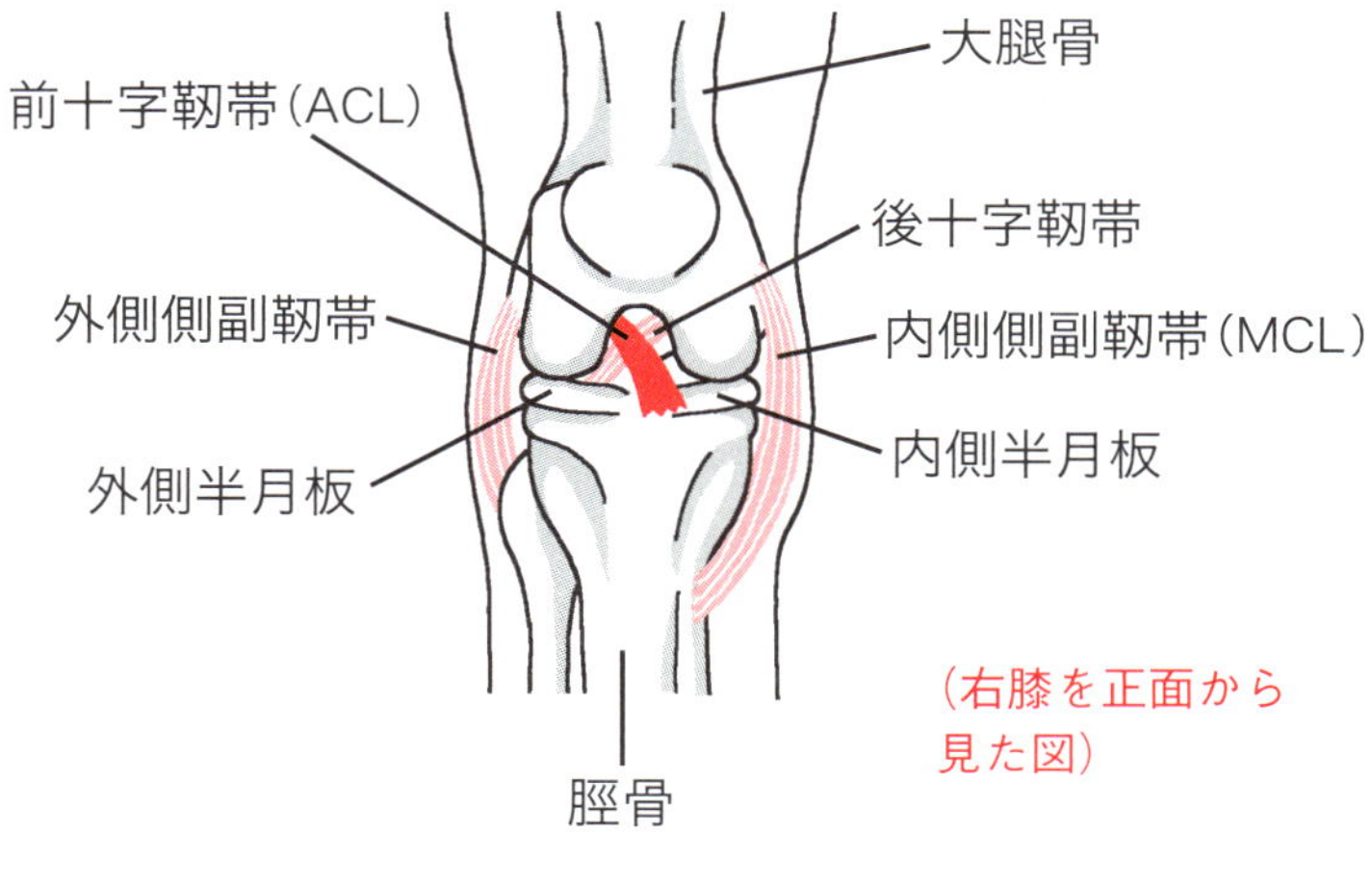

（右膝を正面から見た図）

この半月板や前十字靭帯という部位は、膝が適切な位置に収まるようにサポートする役割を担っているので、それが切れてしまったり、断裂したりしてしまうと、膝の変形性変化が加速度的に進むことがわかっています。

もう1つの要因は、栄養過多やホルモンバランスの変化などに伴う**滑膜**（関節包を覆っている膜）というところに起きる炎症です。この滑膜の炎症は、なんとなく膝が腫れているとか、水がたまっているとか、熱を持っているなどのときに炎症が起きているといえます。

特に女性の方は更年期の前後においてホルモンのバランスが急激に変化して、この炎症が起きやすくなってしまいます。この炎症については、まさしく私たちが専門としているモヤモヤ血管が強く関与しています。

滑膜に炎症が起きてしまうと、そこから関節の軟骨を破壊する**サイトカイン**と呼ばれる物質が大量に放出されてしまうため、そのような状況が1年、2年と続くと関節の軟骨が急速にすり減ってしまいます。

この炎症は、早い段階で気づいて炎症を鎮める適切な治療をすれば、炎症を弱めて正常化させることができ、将来の変形を予防することができます。しかし反対に放置してしまうと、1年ないし2年という短いスパンで変形が進む可能性があります。

まとめると、昔のケガや放置している炎症によって、普段ならゆっくり進むはずの軟骨のすり減りがスピードを持って進むようになってしまう。そのことで関節の変形が起きてしまうのです。

関節の変形の進行

レントゲンでは変形がほとんど見られない初期
（モヤモヤ血管が生じて滑膜に炎症が起きている時期）

レントゲンで変形が見え始める進行期
（モヤモヤ血管が炎症を起こし続けて 軟骨のすり減りが生じ、それがさらなる炎症を起こす時期）

レントゲンで激しい変形が認められる末期
（異常な血管も多いうえに、骨へのダメージが強くなりそれによる痛みが生じる時期）

年齢で分ける膝の痛み

膝の痛みも年齢によって大まかに分けられます。

10歳未満の子どもでしたら、**オスグッド病**、中学生からは**成長痛**の可能性もあります。また中学3年から大学生は**ジャンパー膝**、その後は、**膝蓋下脂肪体**というところが痛みの原因になることがあります。30代には**滑膜炎**や**脂肪体炎**、また、40代以降になると**変形性膝関節症**の初期症状が出始めます。もちろん半月板損傷や靭帯断裂による痛みは、年代を問わずに起きやすいです。

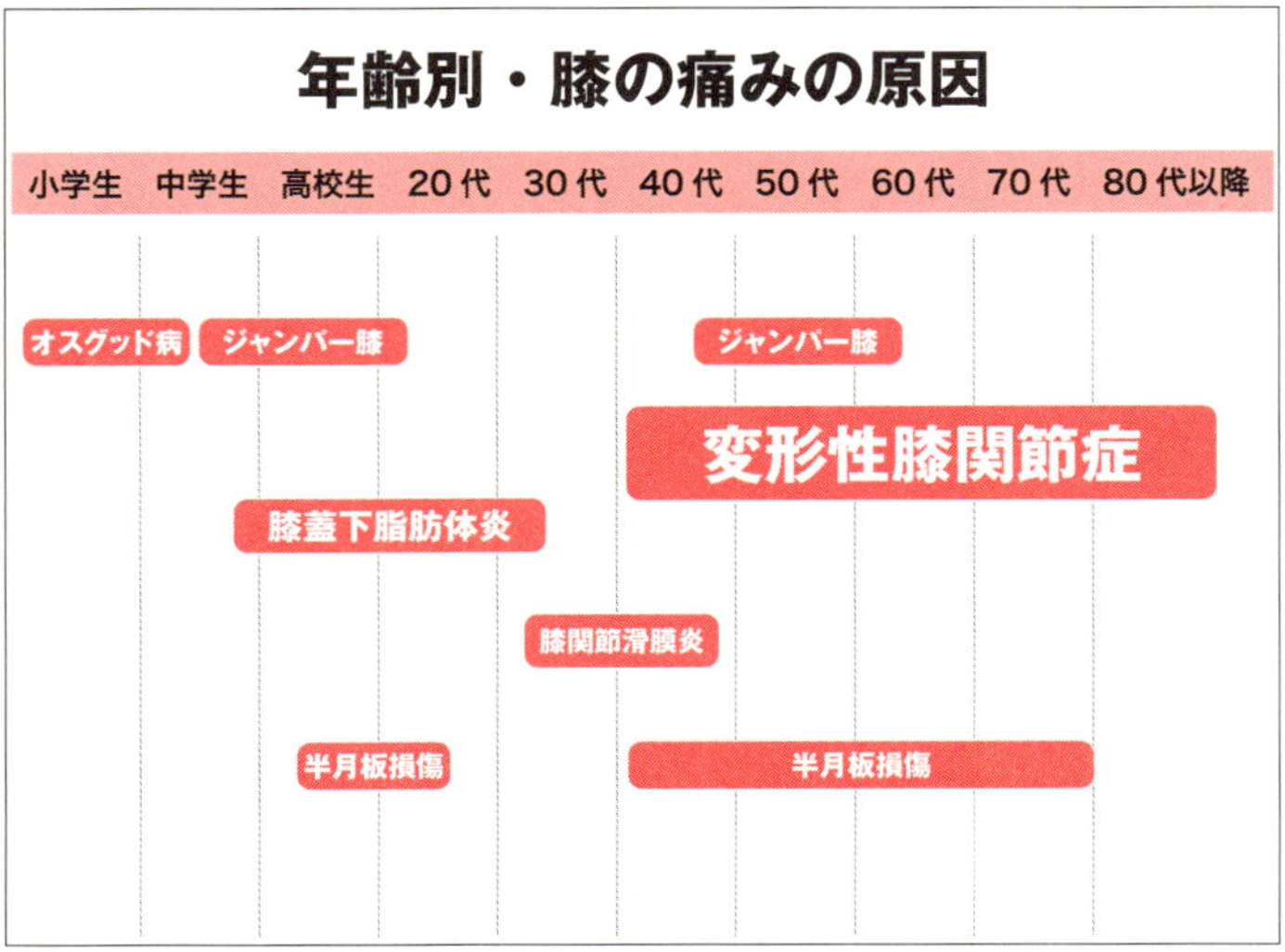

肘の痛み

長引く肘の痛みの原因として、最も多いのは**テニス肘**と呼ばれるものです。

テニス肘は35歳以上の人がなりやすく、特に40代、50代で最も多くなります。

テニスという言葉がついている理由は、テニスをしている人がなりやすいからですが、だからといって必ずしもテニスをする人だけがかかる病気ではなく、ゴルフやほかのラケットスポーツでも生じることがありますし、パソコンのキーボード入力やマウス操作によっても生じる可能性がありま

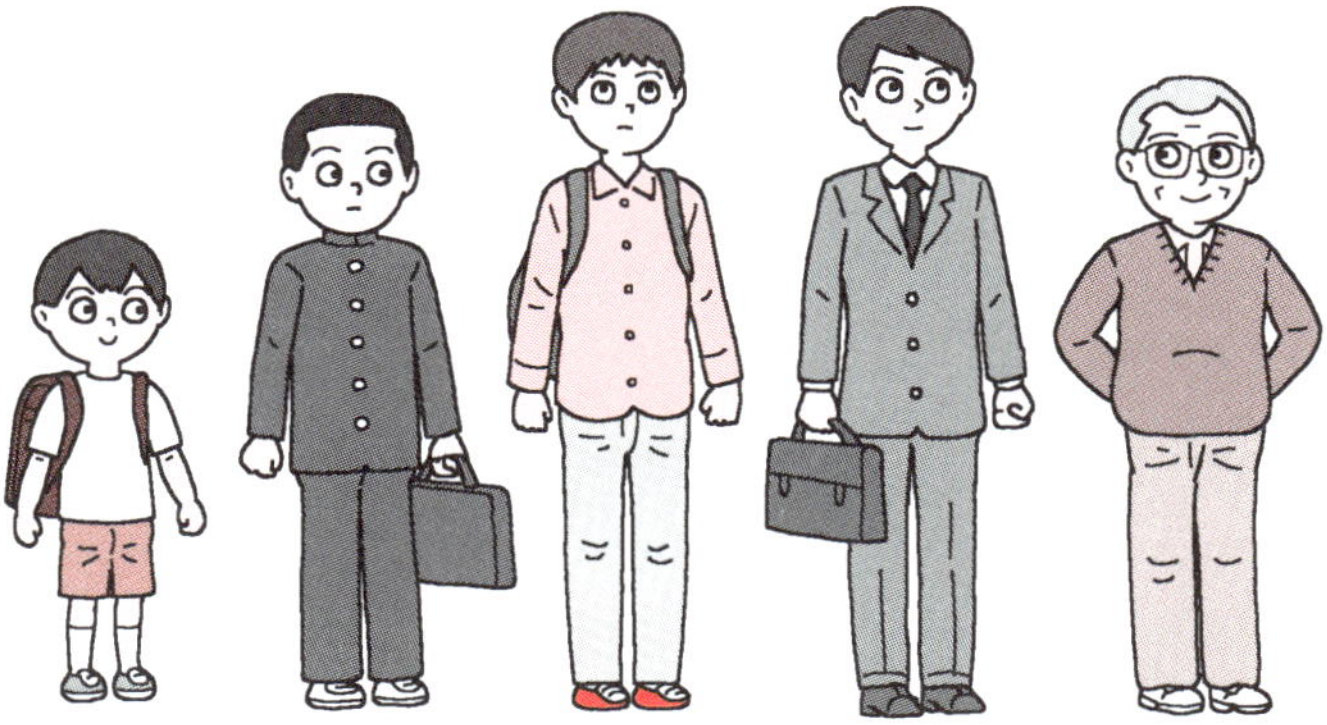

す。あるいは釣りなどのアクティビティや、赤ん坊の抱っこ、家事全般でも起きる可能性があるもので、実際にはたくさんの人が罹患する可能性がある病気です。

テニス肘にかかると肘の外側が痛くなります。手首を上に上げたり、中指を伸ばしたりするための筋肉がくっつく場所に起きる炎症です。

ここで、皆さんがよく知っている「**筋肉**」について改めて簡単にまとめてみましょう。筋肉というのは、体のどこかの骨と骨の間を結んでいる組織で、両端には**腱**と呼ばれる構造があって骨にくっついています。中心には収縮と弛緩のできる**筋腹**《きんぷく》があり、その間の距離を、伸ばしたり縮めたりするようになっています。

例えば肘の外側から、前腕を超えて手首の背面の骨にくっついている筋肉が縮むことによって、手首を上に持ち上げる動作ができるようになります。腱は手綱のような働きをして、筋腹の伸び縮みの変化を骨に伝えます。

筋肉が骨にくっつく場所を**腱付着部**《けんふちゃくぶ》と呼んでいます。

腱付着部は、筋肉からの非常に強い力が加わる場所で、もともと血管が非常に少ない場所です。なぜ血管が非常に少ないかと言うと、この部分は酸素をほとんど必要としないため、酸素を運ぶ目的である血液を受け取る必要がないこと、また逆に血管が入り込んでしまうと、血管が入り込むときに放出される周囲の組織を壊す物質が腱付着部を弱くしてしまうこと（トンネルがたくさん掘られて地面が弱くなってしまうイメージ）から、血管がたくさんあると、構

筋肉・関節・腱の構造

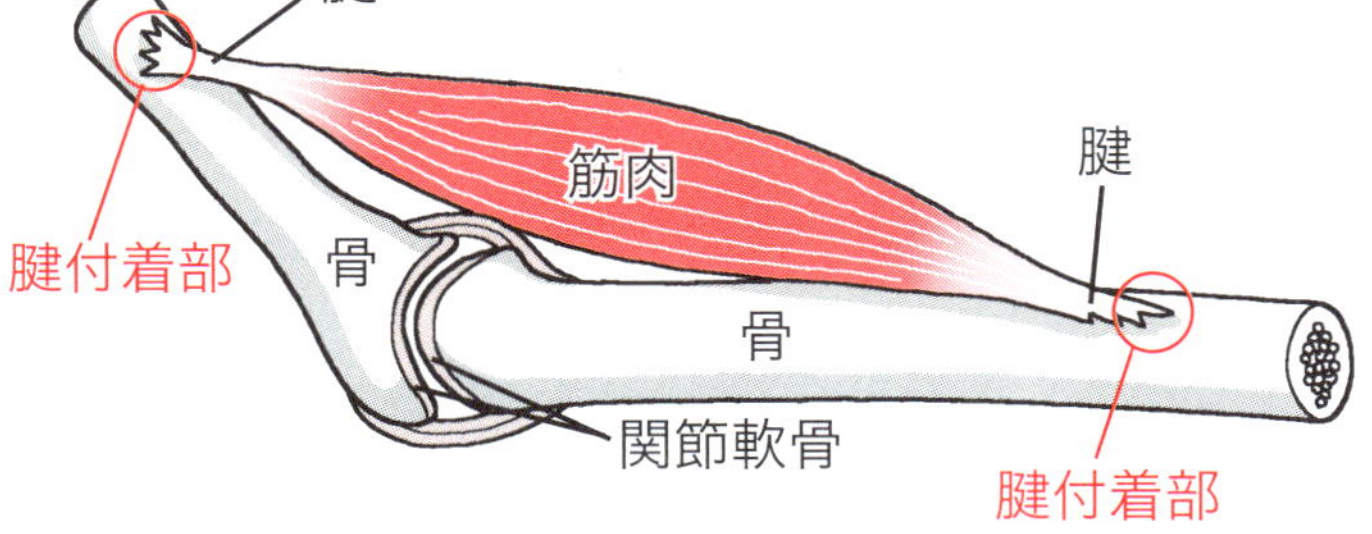

造が弱くなってしまうからです。このため、腱付着部には血管がほとんど存在しないのが正常な状態です。

しかしテニス肘になると、この本来は血管が少ないはずの腱付着部の場所に、異常な血管がたくさん増えてしまいます。この本をここまで読み進めてきた人ならおわかりの通り、**血管が増えてしまうと一緒に神経が増える**ことになります。このため、テニス肘の患部には、本来ないはずの異常な血管と、本来ないはずの神経が同時に増えてしまうのです。

このテニス肘も、ありふれた痛みでありながら、これまでは治すのが難しいとされてきた病気です。テニス肘の治療法については第5章も参考にしてください。

肘の痛みにはそのほかに**ゴルフ肘**というものがあります。これは肘の内側に痛みが生じる病気で、先ほど説明した肘の外側に生じるテニス肘に次いで多い疾患です。テニス肘の10分の1くらいの頻度で起きると言われていますが、治しにくいため、長引かせてしまう方も多いようです。このゴルフ肘も同様に、肘の内側の腱付着部に血管が増えてしまうことがわかっています。

肘の痛みでは、それ以外のものとしてスポーツに特有の痛みがあります。特に野球のピッチャーをする子どもがなりやすいのが**投球肘**、**野球肘**というものです。これは一般の成人の方はほとんどなることはなく、小学生、中学生、高校生など、あるいはプロのスポーツ練習などの肘を酷使する人、特にピッチャーがなりやすい病気です。大谷選手が手術をしたことでも知られる**ＭＣＬ損傷**や、**離断性骨軟骨炎**などの病態が知られています。

手首の痛み

手首の痛みの中で、頻度が高い疾患に**腱鞘炎**《けんしょうえん》や**手根管症候群**《しゅこんかんしょうこうぐん》、**ＴＦＣＣ損傷**などがあります。

腱鞘炎とはどんな病気でしょうか？

腱鞘炎は**手首を酷使することで生じる腱の炎症**で、若い方でも発症する可能性があります。パソコンやスマートフォンの使い過ぎ、赤ちゃんの抱っこ、楽器の演奏や手首を酷使するスポーツ、さらには仕事全般において発症する可能性があるものです。

肘の箇所でも述べたように、**筋肉は手綱のような腱とつながっていることで、骨を動かしています**。手綱を引いたりゆるめたりできるのと同じように、筋肉も自らが収縮したり、弛緩することで、手綱となっている腱を引っ張ったりゆるめたりすることができます。引っ張ることで引っ張った方向に曲がっていきますし、ゆるめることで伸びることができるのです。

腱鞘炎のメカニズム

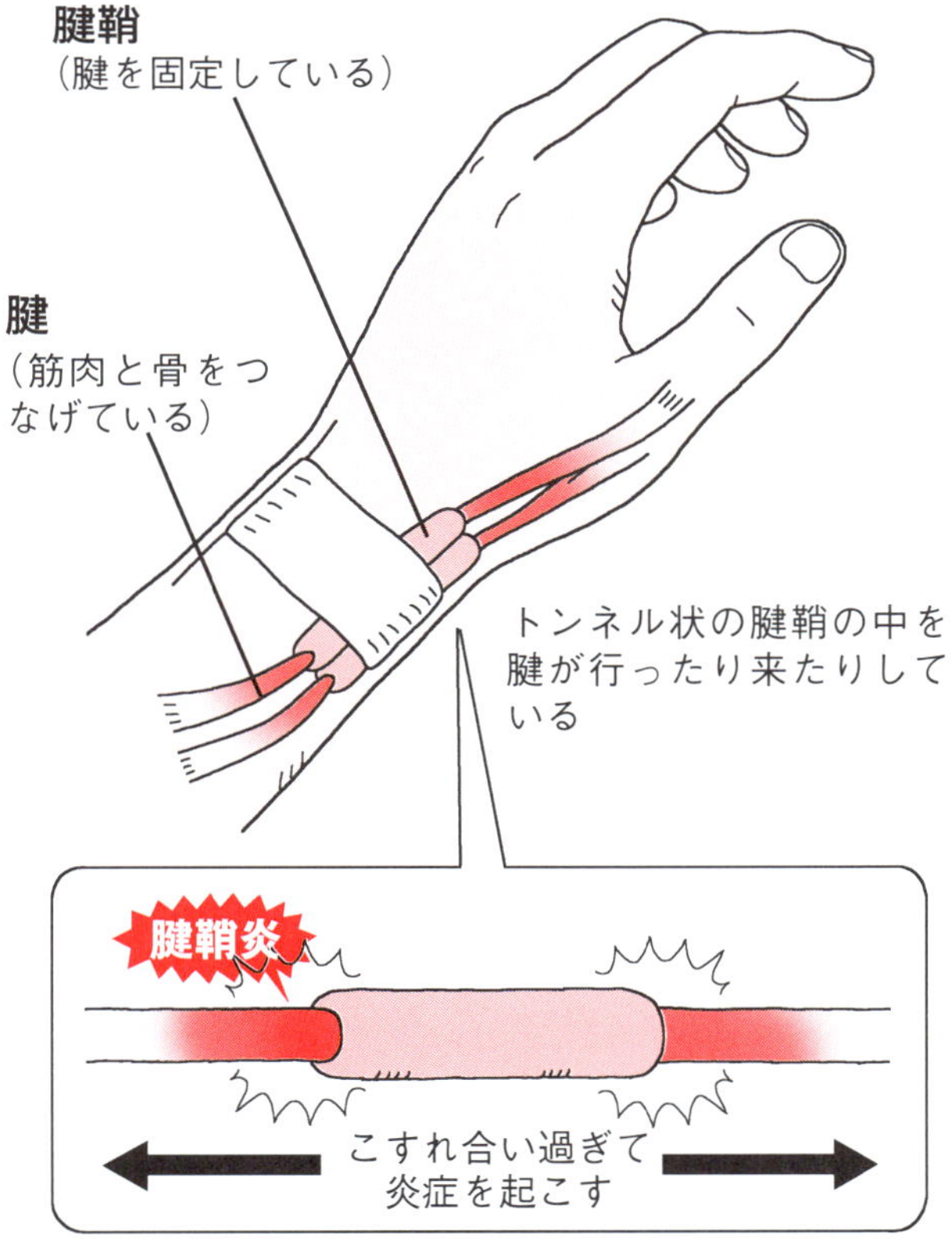
腱鞘
（腱を固定している）
腱
（筋肉と骨をつなげている）
トンネル状の腱鞘の中を腱が行ったり来たりしている
腱鞘炎
こすれ合い過ぎて炎症を起こす

「腱鞘炎」は文字通り、**腱の鞘《さや》の炎症**です。鞘ということは、刀の鞘と同じように腱のまわりを包んでいる構造をしています。腱のまわりを包んでいる構造に炎症が起きてそこが分厚く腫れてしまいます。そうなるとどうなるでしょうか？

腱という手綱を引いて手や指を動かそうとしても、周囲を包む腱鞘が腫れてしまっているために引っかかってしまい、指が伸ばせない、曲げられない、曲げるときに痛い、などの症状が出てきてしまう。これが腱鞘炎です。

手根管症候群も非常にありふれた病気です。

手根管症候群は50歳前後から主に女性に発症しやすい病気で、手首の痛みとともに、指のしびれや痛み、親指の母指球の筋肉の萎縮を伴うものです。

正中神経という神経が**手根管**というトンネル（前腕と手のひらの間のしわの近くで、ちょうど手相の「生命線」の先端くらいに位置する）において、**滑膜**という組織が腫れてしまうことで神経が圧迫されて痛みやしびれ、力の入りにくさなどが生じます。

指の痛み

指の痛みの代表格として、指先の第一関節に痛みが生じる**ヘバーデン結節**が挙げられます。

ヘバーデン結節は主として女性がなりやすい病気で、**指先の第一関節が痛くなる病気**です。第二関節に生じる疾患は**ブシャール結節**といいます。

私たちの手の指は、とても多くの役割を果たしています。例えば着替えるときには服のボタンをかけたり、袖をまくったり、靴のヒモを結んだりします。

さらには家の鍵を開けたりペットボトルを開けたり、スマートフォンを操作したり、パソコンのキーボードをタッチしたり、シャワーのときに髪の毛を洗ったり、ドライヤーをかけたり。これらの動作の際に常に強い痛みが伴うとしたら、とてもつらいと思いませんか？

ヘバーデン結節では、実際に指の第一関節（爪のつけ根に当たる一番指先に近い関節）に強い炎症が起きてしまい、先ほど挙げたような日常での動作において非常に強い痛みが生じてしまいます。家事をしていてお皿を落としてしまったり、痛みが強くて袖をまくれなかったり、シャンプーをして髪を洗うことすら痛くてできないと感じてしまうようになります。

それどころか、よりひどくなるとじっとしていても痛かったり、隣り合う指同士が触れるだけでも痛くなったり、炊事をしているときに指先に水が当たるだけでも痛いというような症状が出てきてしまいます。

ヘバーデン結節は国内で困っている人が３００万人いるとされ、痛みの期間は10年前後続いてしまう病気です。

皆さんのお母さんやおばあちゃんの指先が曲がっていたり、腫れていたりするのを見た記憶はありませんか？　ヘバーデン結節で指が腫れてしまう人は3人に1人とも言われているので、多くの方が腫れたり曲がったりしている指を見たことがあるかもしれません。女性の方の多くは最初、「突き指をしたのかな？」といった鈍痛がある程度なのですが、そこからひどい場合には重篤な症状が出てしまいます。

ヘバーデン結節もなぜそこまで痛いのかがわかっていない病気でした。

最近になって**ヘバーデン結節の第一関節に更年期のホルモンのバランスの変化に伴って異常な血管ができてしまい、それが原因で多くの女性の方が強い痛みを訴えてしまう**ことがわかりました。

このヘバーデン結節はこんなにも生活の質を落とすにもかかわらず、治療法がないとされてきたため、病院に行っても相手にしてもらえなかった患者さんがとても多く

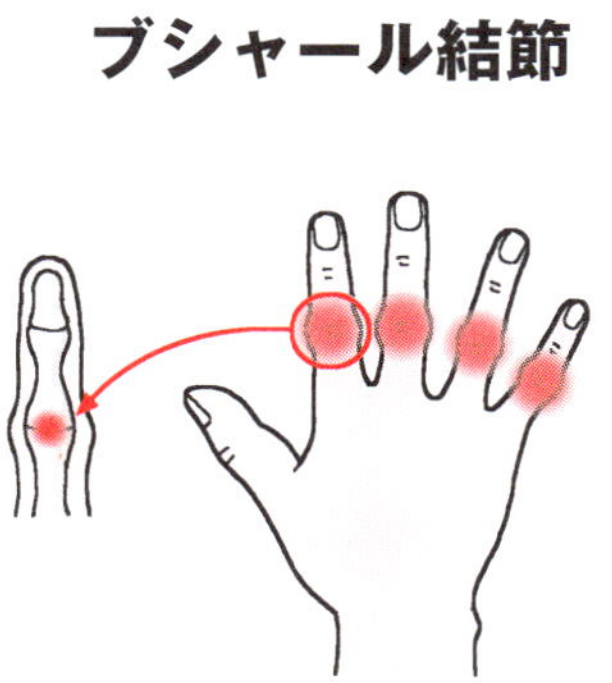

指の真ん中の関節が腫れたりして痛む。ヘバーデン結節の約２割に合併する

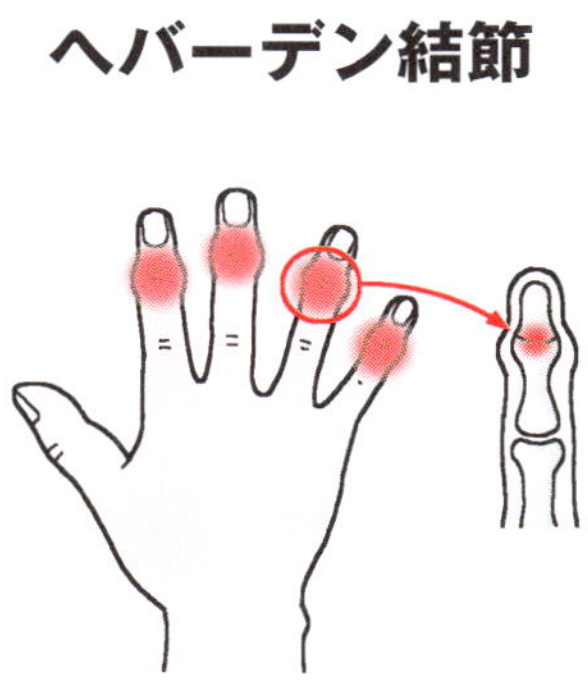

指先の第一関節が腫れて変形し痛む

いました。今ではモヤモヤ血管を減らす**動注治療**という方法で数分間のごく短い時間で済む治療法が開発されており、多くの人の痛みが治まるようになってきています。

指の痛みには、ほかにも指のつけ根に生じる**ばね指**、親指のつけ根に生じる**CM関節症**などがあります。

また、若い人が「指が痛い」と言って来院する場合、たいていは**鉄分の欠乏による過敏症**であることが多いようです。

動注治療

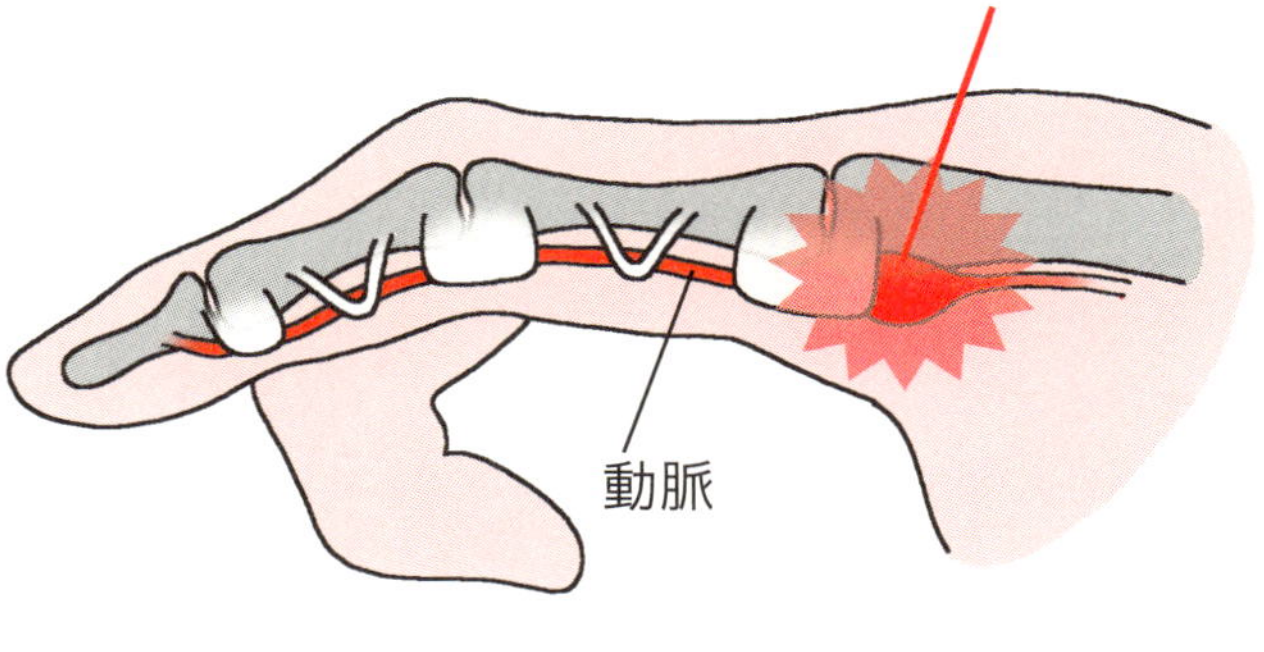

ばね指

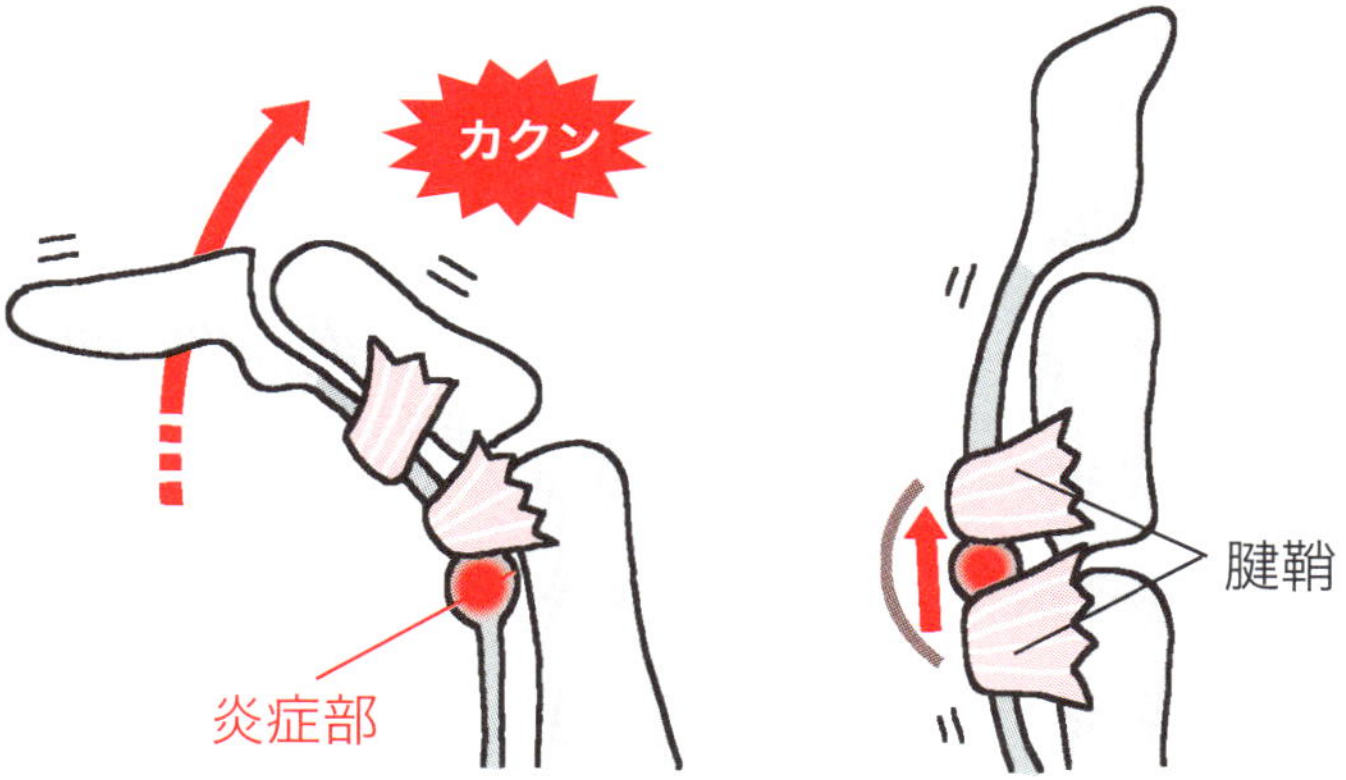

CM関節症

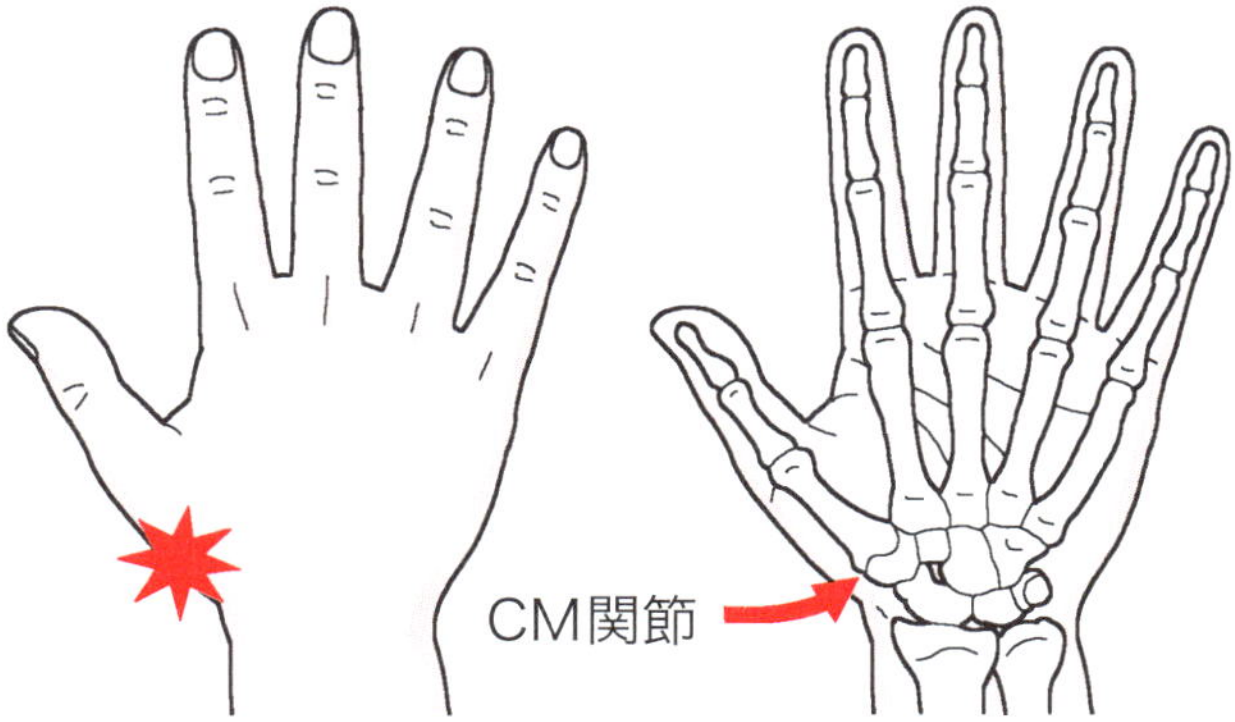

コラム

なぜ更年期になるとモヤモヤ血管がたくさんできるのでしょう？

更年期障害とは、これまで血液中に多く含まれていた女性ホルモンが50歳前後で急に減少してしまうために起きるさまざまな症状です。その中には関節の節々がこわばる、腫れる、痛みが出るなどの症状があり、40代、50代になって膝が痛くなった、肩が痛くなった、あるいはへバーデン結節が生じてきたという方は非常に多くいらっしゃいます。

これらはすべてモヤモヤ血管による異常な炎症が生じているためであり、更年期になって一気にモヤモヤ血管が増えてしまうことがわかっています。なぜ女性ホルモンが低下するとモヤモヤ血管ができてしまうのでしょう？実は、女性ホルモンには心臓や血管の状態を正常に保つ働きがあります。

体内を巡る血液内に含まれる女性ホルモンが血管の異常を感知すると、そこに働きかけて、正常にさせます。このため、女性ホルモンの濃度が高い閉経前の女性は、心臓の病気が極端に少ないことが知られています。

30代後半や40歳代で心筋梗塞や脳梗塞などの心臓や脳の血管の病気になる患者さんは、ほとんどが男性です。ところが、閉経後に女性ホルモンの値が少なくなると、血管を正常に保つ作用が弱くなってしまうため、女性の方の心臓や血管の病気の頻度も男性と同じくらい多くなってしまいます。

女性ホルモンは、心臓や脳の血管だけでなく、全身の毛細血管も守っています。このため、女性ホルモンが急激に減少すると、その守っている能力が急に下がってしまい、体のさまざまなところに異常な血管＝モヤモヤ血管ができてしまう方が多いのです。

股関節の痛み

股関節の痛みの原因として、最も多いのは、膝の項で紹介した変形性関節症と同じ**変形性股関節症**です。

変形性股関節症を考えるうえでは、股関節の形状を説明しておく必要があります。股関節は**大腿骨頭**というボールの形をした球状の部分と、それをすっぽりと覆う受け皿（ソケットのような形状）との構造でできています。

この受け皿の形状が十分に大きくない場合、ボール状の大腿骨頭をしっかりと受け止められずに、そのストレスがまわりの組織に蓄積されて、変形が生じてしまい強い痛みが生じるようになります。このように受け皿が小さいことを「**臼蓋形成不全**《きゅうがいけいせいふぜん》」と呼んでいます。膝の痛みのところでも触れましたが、軟骨のすり減りが進むスピードには個人差があります。股関節の変形が進む因子として日本人で最も大きなものは臼蓋形成不全です。

また、股関節の痛みでは、このほかに**インピンジメント**といって、骨のよけいな出っ張りがあるために、その出っ張った部分が股関節に引っかかって、痛みを生じる方もいることがわかってきました。

股関節の骨と軟骨

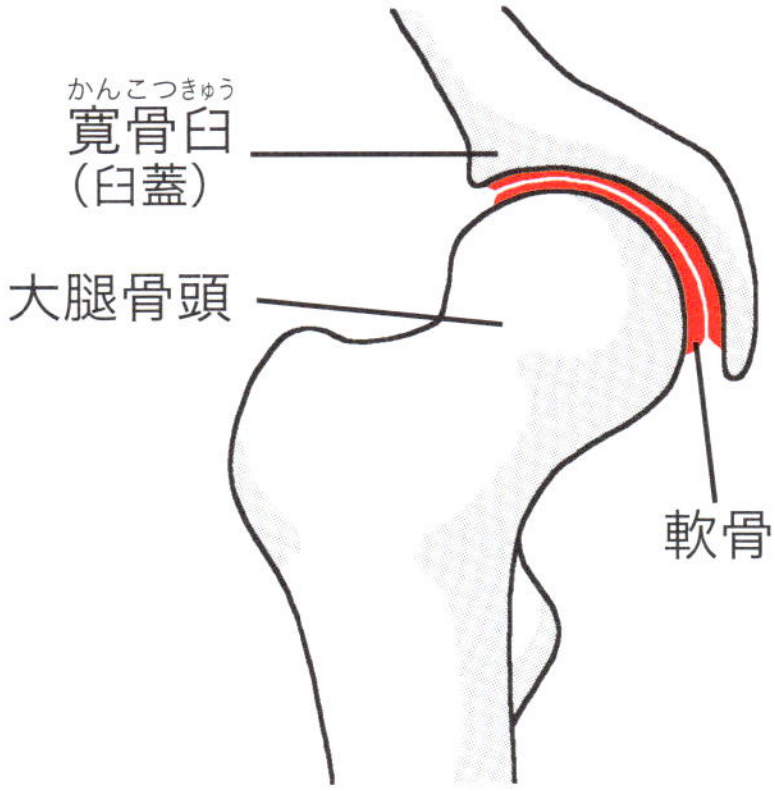

インピンジメント

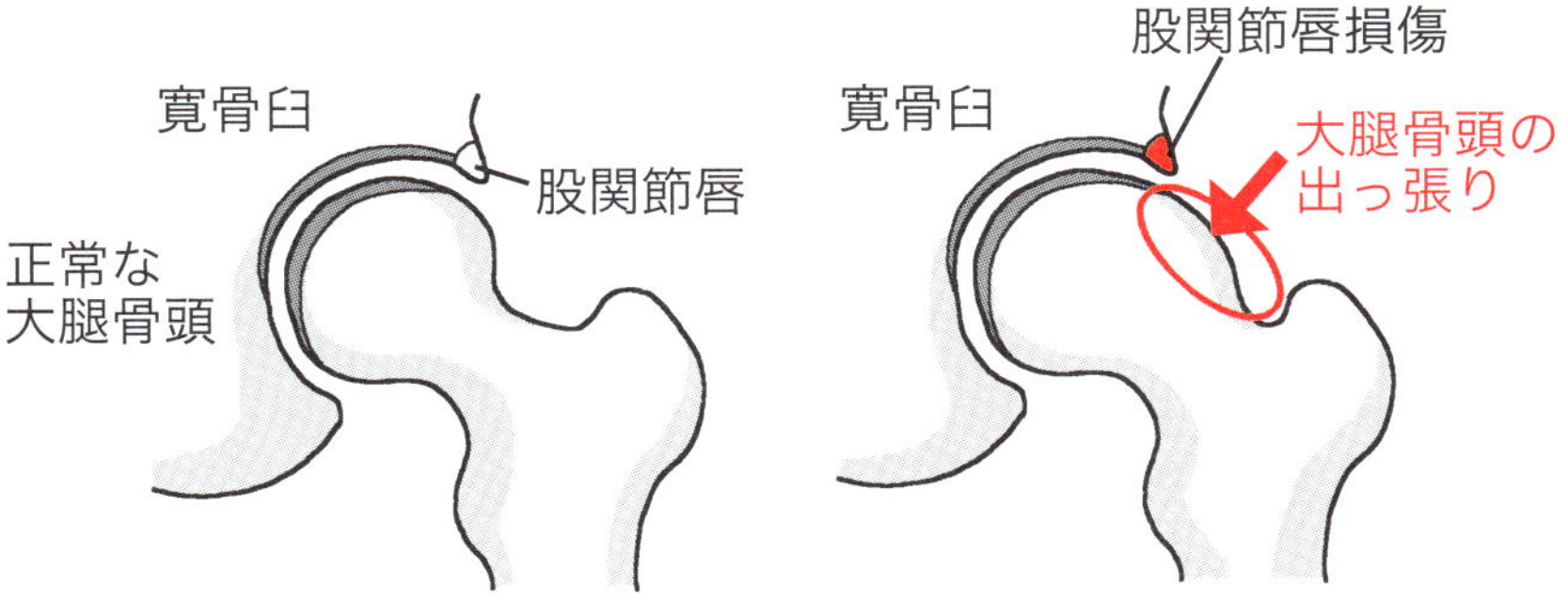

正常　　**大腿骨頭の出っ張り（カム変形）**

コラム

股関節の痛みは左側に多い？

股関節の受け皿が小さい状態（臼蓋形成不全）は、生まれつきと説明している人も多いようですが、本当にそうでしょうか？

実は最近の研究で股関節の受け皿が小さくなってしまうのは、生まれたあとの2つの事柄が大きく関わっていることがわかってきました。

1つは、生まれたばかりの頃に、どんな体勢をしていたかが重要だということが判明しました。生まれたばかりのときにカエルのように股関節を開いた状態の体勢をしっかりと取れていた子は、股関節が脱臼や亜脱臼することがなく、将来大きくしっかりと発達してくるのに対して、股関節を開く体勢を取らなかったお子さんは、関節の受け皿が十分に成長しない可能性があることがわかっています。

そしてこの股関節の亜脱臼・脱臼は左に多く生じること（約70％）が知られており、どちらかというと左の股関節の痛みを抱える人がやや多い傾向があるといえます。

もう1つは、思春期に体に負担のかかる激しいスポーツをすることで、骨盤の骨の成長が十分にできなくなることで、受け皿の部分が小さいまま成長期を終えてしまうということです。

スポーツをすることは、体にとっていいことだと考えがちですが、中学生の頃などに激しい体育会系の部活動を

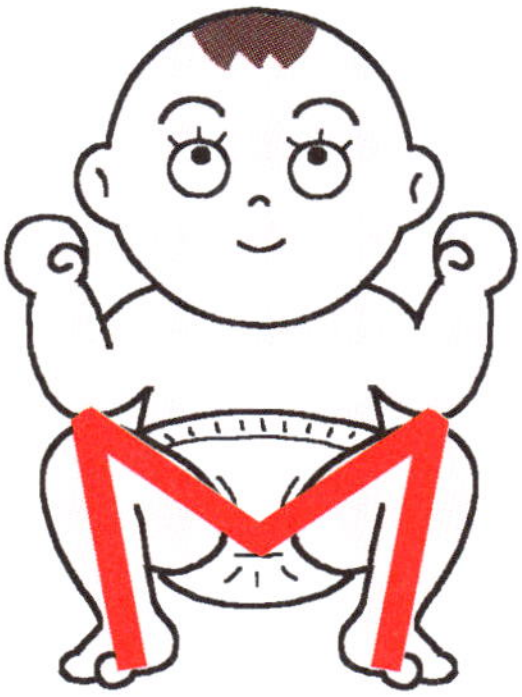

赤ちゃんの脚はカエルのようにＭ字に曲げられているのが自然な形

していると多くのエネルギーを使うために本来であれば発達するはずの骨盤の成長に回せず、骨盤の骨が十分に横に広がらず、小さめの受け皿になってしまうことがあり得ます。

小さな受け皿ができ上がったとしても、瞬時に痛みが出るわけではないので、その問題が明らかになるのは40代や50代になってからです。このため、ほとんどの人は自分の股関節の受け皿に問題があることに気づかずに、年齢を重ねることが多いのです。

臼蓋形成不全

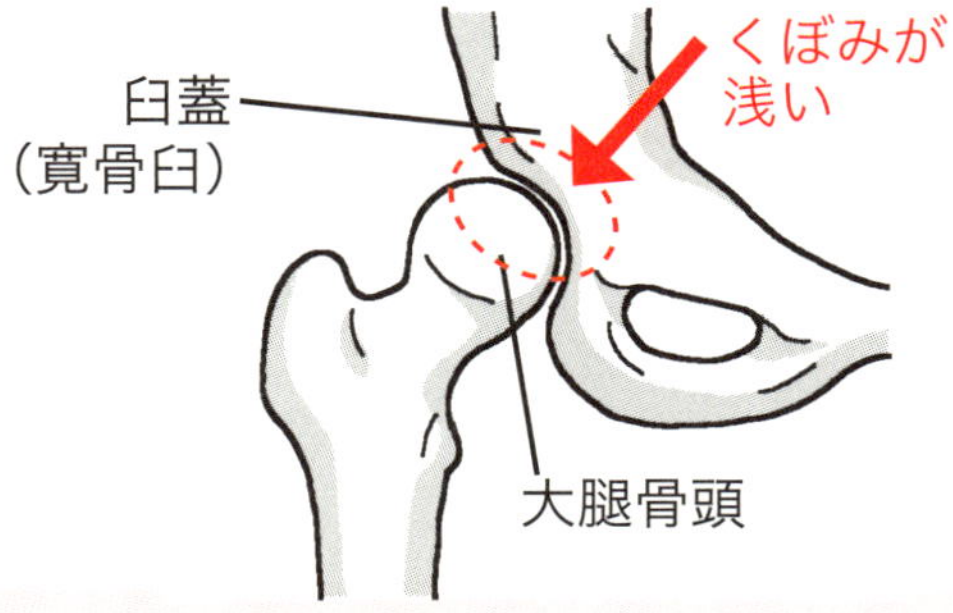

臼蓋（寛骨臼）のくぼみが浅く、大腿骨頭を覆うことができない

かかとの痛み

かかとのありふれた長引く痛みの原因で最も多いのが**足底腱膜炎**《そくていけんまくえん》という病気です。

足底腱膜とは足の裏の指のつけ根からかかとの骨までに続いている膜のことで、ここに炎症が起きて、かかとの部分が腫れてしまうことで強い痛みが生じます。

足底腱膜炎の症状は、**朝起きて最初の１歩目を床につけたときに激痛が走ります**。その後に朝の支度をしているうちに、だんだんと痛みが和らいでくるというのが大きな特徴です。

また、会議などで**長い時間座ったあとに立ち上がろうとすると、再度強い痛みが出る**などの症状があります。足底腱膜炎になりやすいのは35歳以上の方で、特に40代や50代の方で多く見られ、70代くらいまで罹患する方がいます。序章でお話ししたように、10代の子が**シーバー病**(踵骨骨端症《しょうこつこったんしょう》)でかかとの痛みを発症するケースもあります。

足底腱膜炎も異常な血管、つまりモヤモヤ血管が増えてしまう病気です。私たちの観察では足底腱膜が4ミリ以上に分厚くなってしまっている人には、ほとんどのケースで異常な血管ができています。

この疾患の治療は足底腱膜に増えた異常な血管を減らすことと、足の裏や足首のストレッチや柔軟体操をすることになります。足の裏や足首が硬いと、歩いている際に足底腱膜のかかとのところに負担がかかることが増えてしまうため、それを減らすことが大変重要です。

アキレス腱の痛みも頻度が高いかかとの痛みの原因疾患です。アキレス腱を痛めてしまうのは陸上競技をやっているランナーやその他の走ることが多いスポーツ選手(サッカーや野球など)に多く見られます。

これはアキレス腱の炎症で、テニス肘のケースと似ていますが、アキレス腱に普段には見られないような異常な血管が増えて侵入してしまうのが特徴です。若い人でも罹患しますし、50代、60代の方でもなることがあります。

特に最近ではランニングやジョギングの愛好家が増えているので、アキレス腱炎の痛みに悩む方が多くなっています。治療法はやはり根本的な原因となっているモヤモヤ血管を減らすことが中心となります。

足底筋膜炎

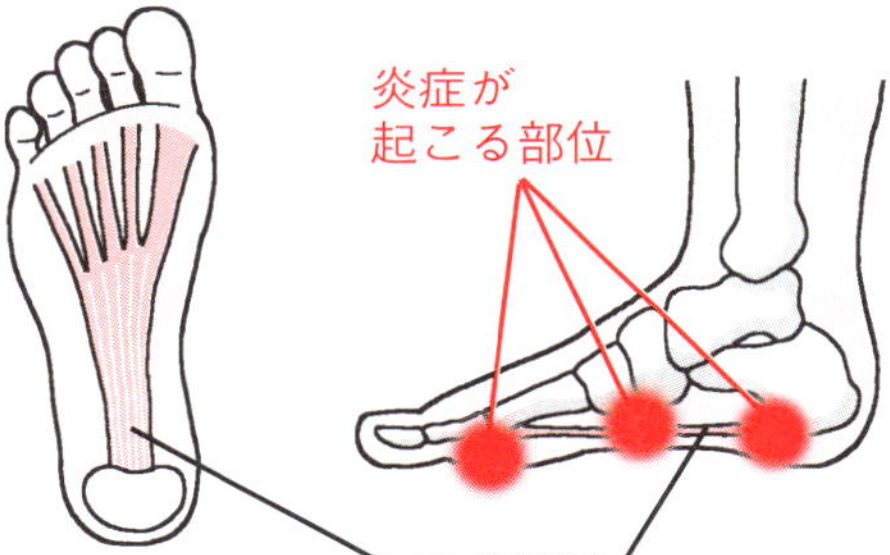

アキレス腱炎の痛み

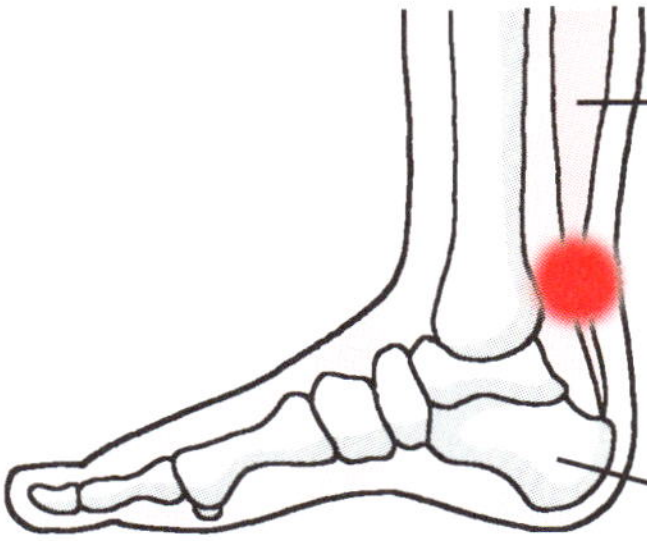

腰部脊柱管狭窄症《ようぶせきちゅうかんきょうさくしょう》

加齢によって、指の関節が変形して太くなるように、腰椎の関節が変形して太くなり、神経を通している脊柱管が狭くなって神経を圧迫してしまいます。60代以降の方に多く、立っていたり、歩くと腰だけでなく足に痛みやしびれが出ます（間欠性跛行）。座ると痛みやしびれが緩和します。

立って、反り腰になると骨や軟骨による圧迫によって、腰の神経や血液の流れが悪くなります。骨盤腰まわりの筋肉を強くして、反り腰にならないようにすることが大切です。まず、痛み止めや血液の流れを改善する薬を使用し、日常生活では、体を反る運動はしないようにしてください。また歩くのは健康面から見てもいいことです。買い物に行くのがつらくなったり、下肢麻痺、尿の出が悪くなる場合には手術を行ないます。

脊柱管狭窄症

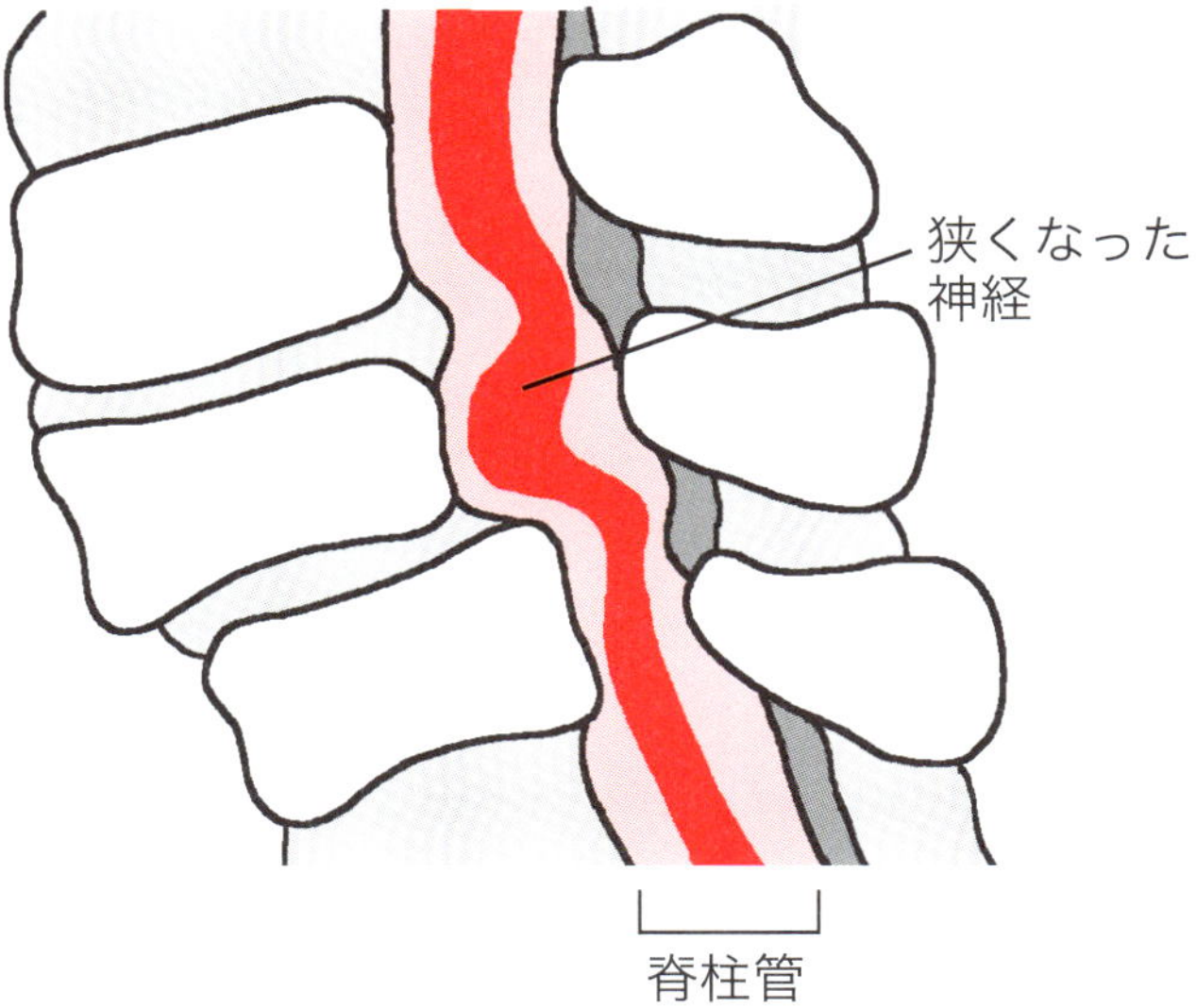

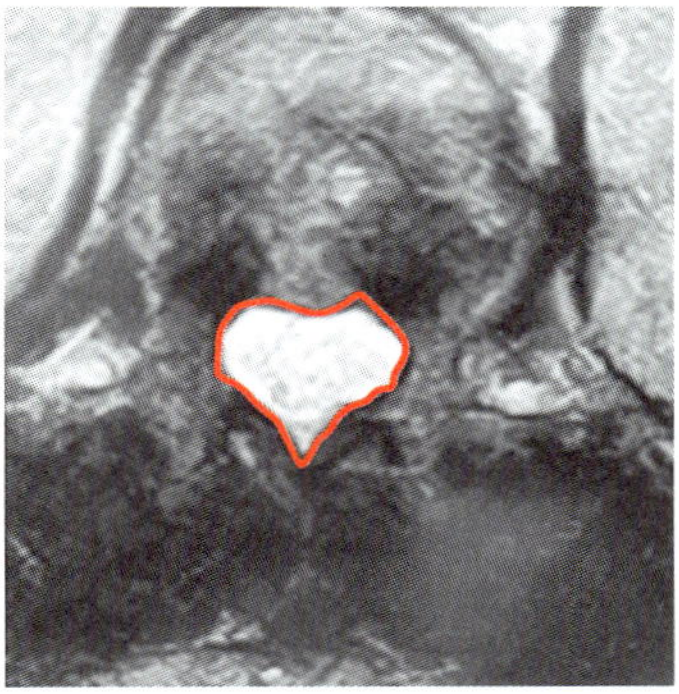

正常な脊柱管

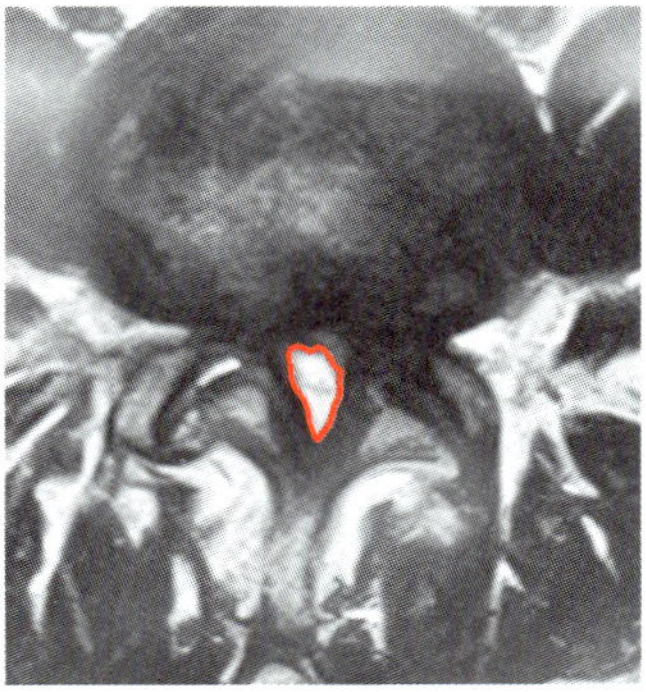

狭窄した脊柱管

腰椎椎間板《ようついついかんばん》ヘルニア

脊椎の間にある**椎間板軟骨**が突出し、神経を圧迫することで起きる症状です。

20代から40代に多く見られる病気で、**自然軽快することが多い**のですが、痛みが長期間続いてしまう場合は、**コンドリアーゼ**という注射を椎間板に注入してヘルニアを溶解させます。

また、下肢麻痺、尿の出が悪くなる場合には手術を行ないます。

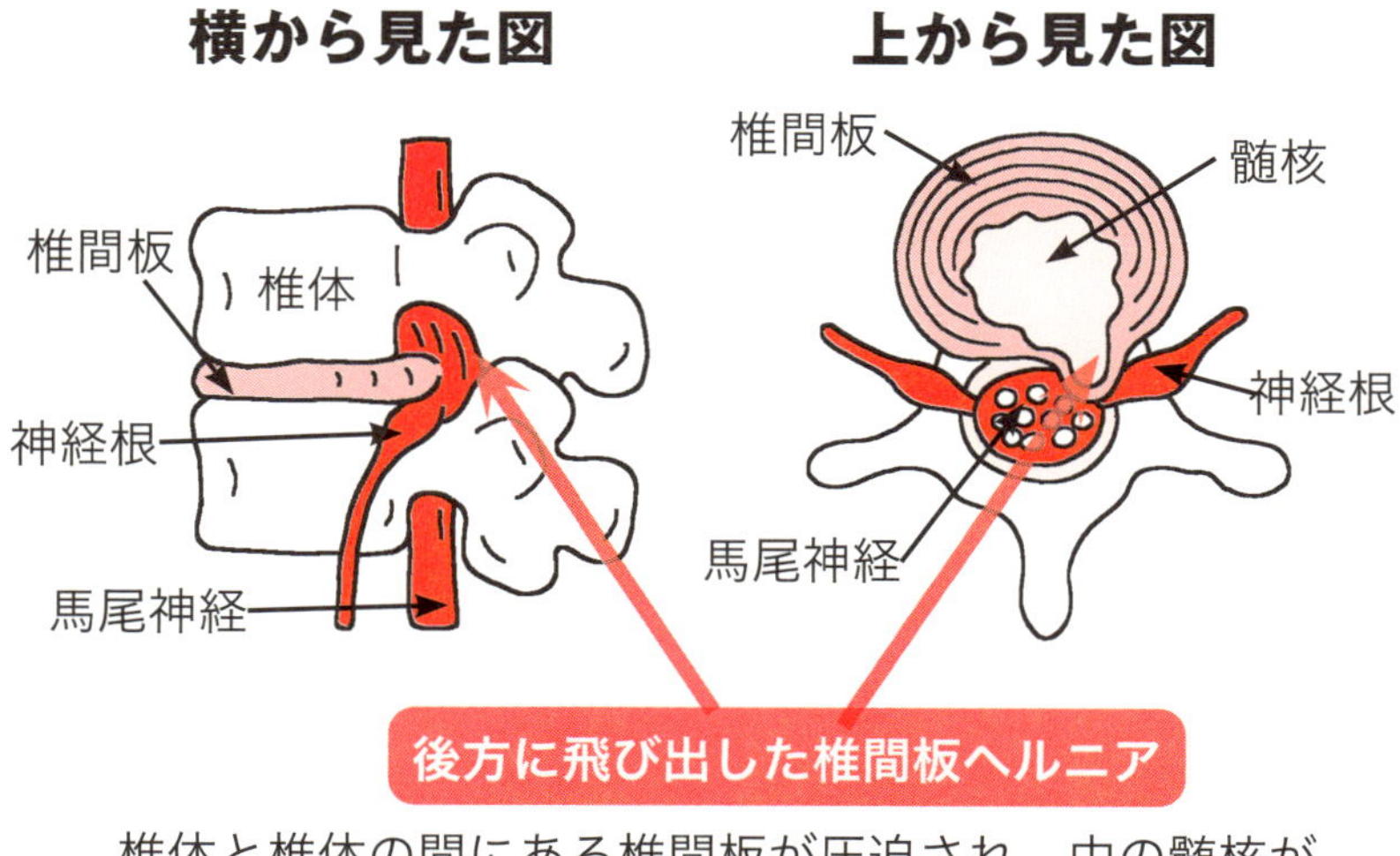

椎体と椎体の間にある椎間板が圧迫され、中の髄核が体の後方に押し出されて神経を圧迫されるために腰に痛みが起こるのが腰椎椎間板ヘルニア

腰椎椎間板ヘルニアの主な症状

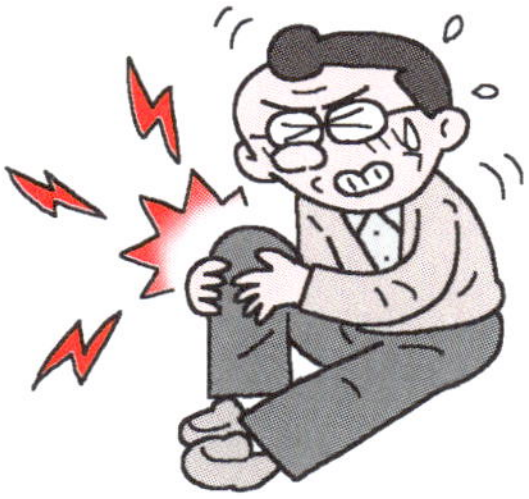

足の痛み、しびれ

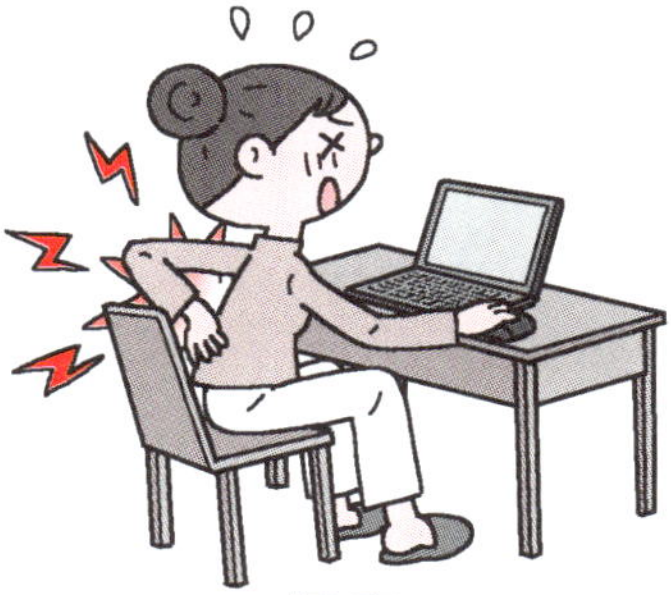

腰痛

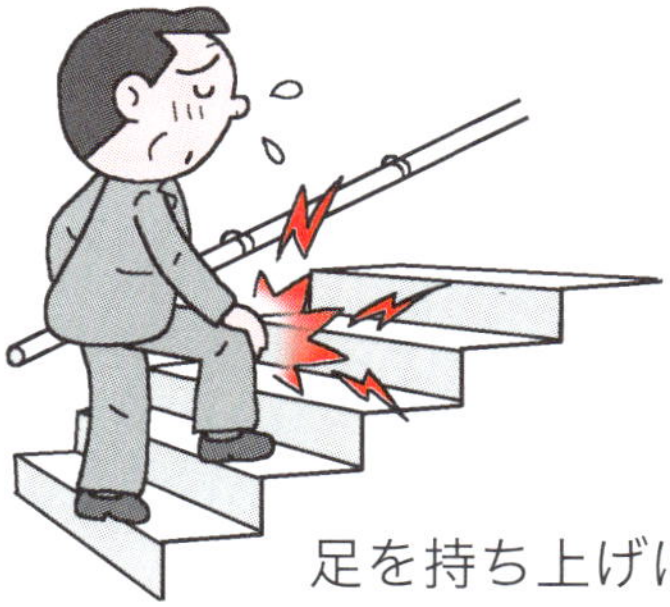

足を持ち上げにくい

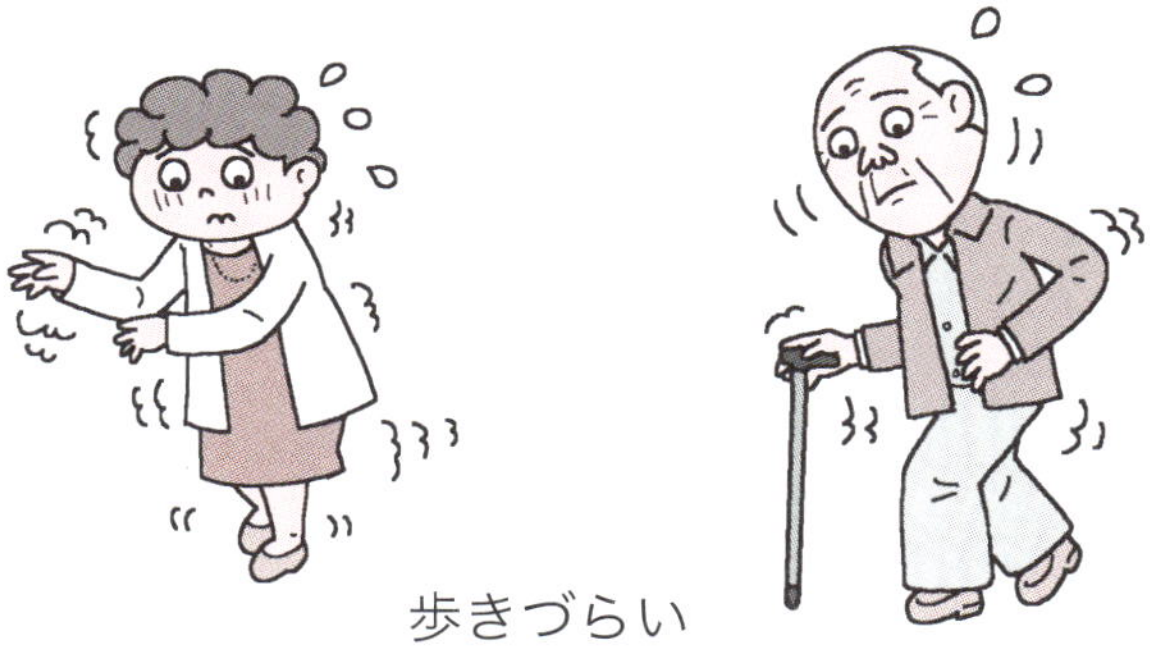

歩きづらい

頸《けい》椎《つい》症《しょう》性《せい》脊《せき》髄《ずい》症《しょう》

年齢による頸椎の変形で**骨棘**や**靭帯骨化**によって脊髄（神経の本幹）を圧迫して、手足がしびれたり、手が不器用になったり、歩くのが不自由になったりします。50代から70代の男性に多いようで、転倒すると麻痺が悪化するので注意しましょう。

首が後屈する姿勢はよくありません。洗濯や拭き掃除、パソコンを覗きこむ姿勢などに注意しましょう。

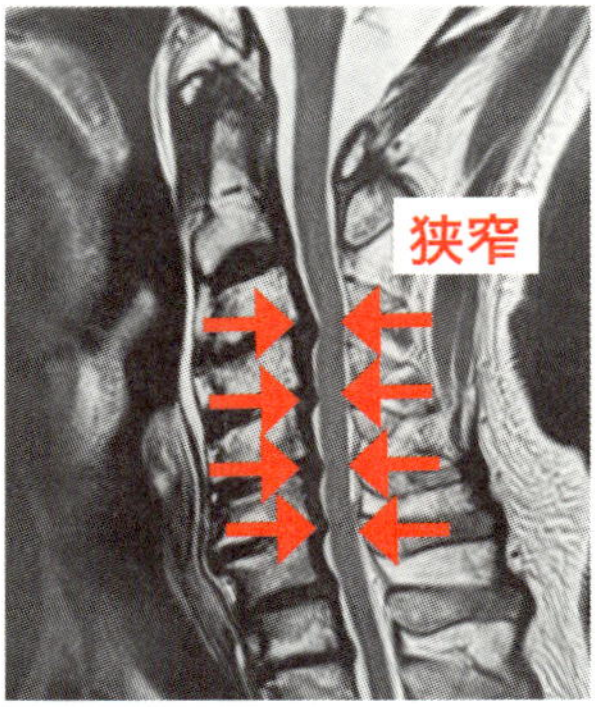

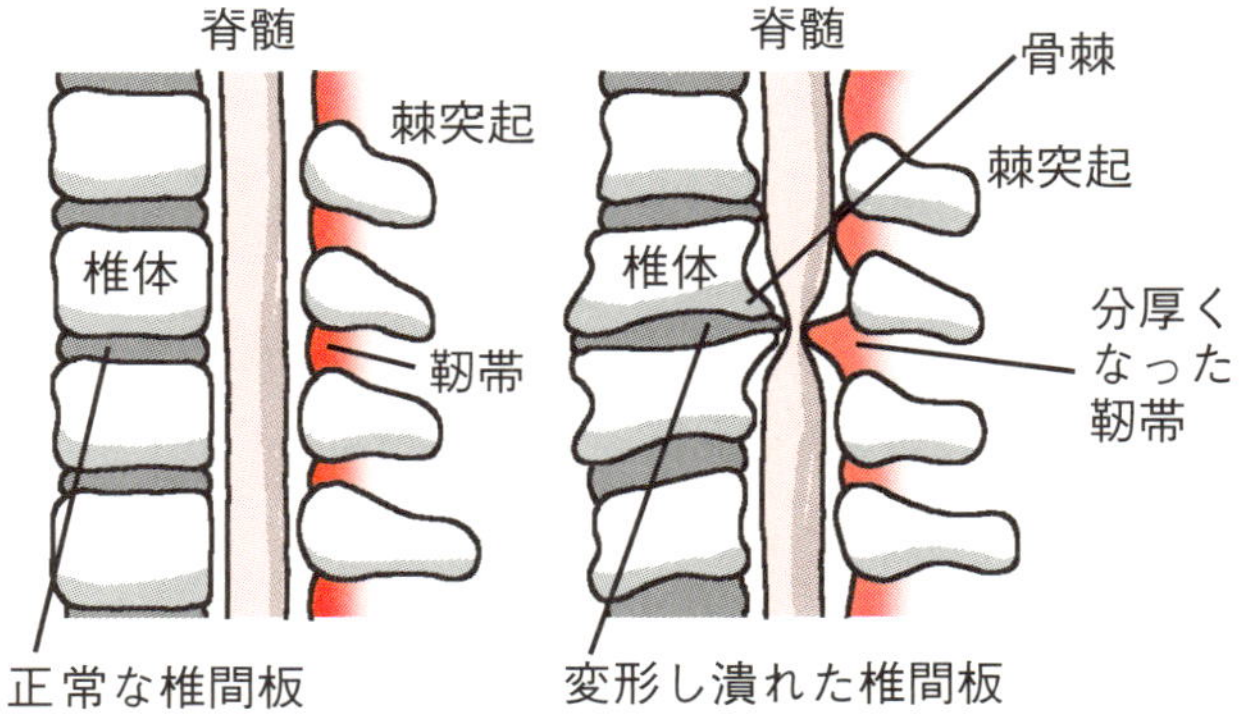

頸《けい》椎《つい》症《しょう》性《せい》神経根症

加齢による頸椎の変形で骨や軟骨が突出して（**椎間板ヘルニア**）、脊髄の本幹から出た神経根を圧迫することで首の痛みや腕のしびれが出ます。

30～50代の男性に多い症状です。

この病気も首が後屈する姿勢はよくありません。長時間上を見たり、シャンプーをするときに首を後ろに反らす姿勢は極力避けてください。

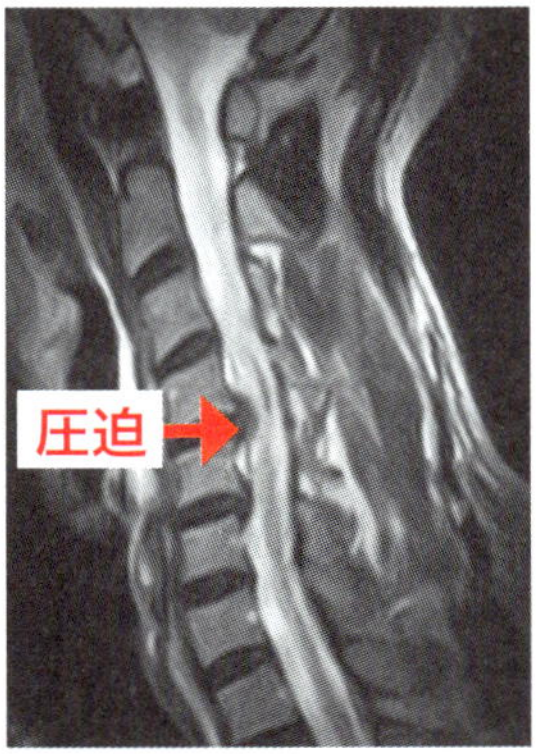

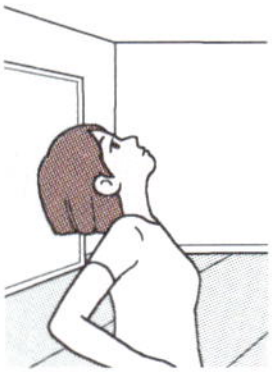

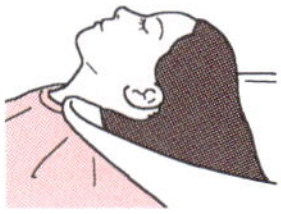

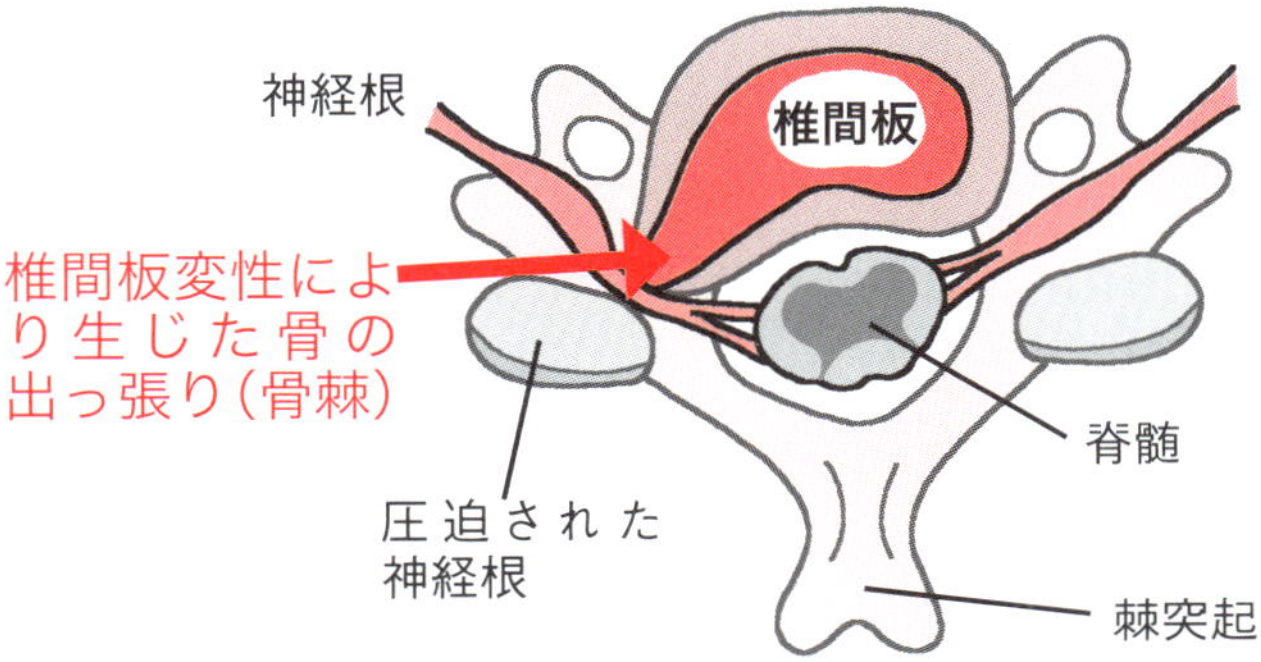

首下がり症

首の筋肉が弱くなって、頭が下がってしまう病気です。

最初は首の痛みを感じることが多いのですが、1週間から1カ月で首の痛みは重苦しさに変わって、前を見ることが困難になってきます。

70代以降の女性に多い疾患ですが、スマホの使い過ぎや、介護、掃除など下を向く作業を続けて行なうことで知らず知らずのうちに首が下がってきてしまうので注意しましょう。

「首下がり症」の人の姿勢

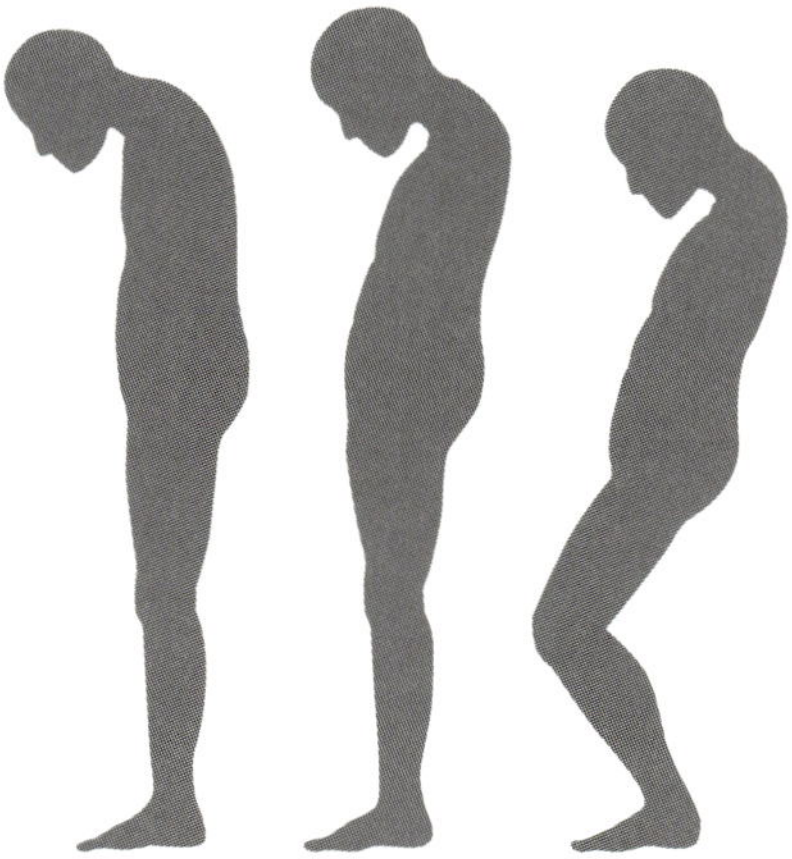

参考：遠藤健司『急増する「首下がり症」どう防ぐ、どう治す』（ワニ・プラス／ 2023年）

第3章

首、腰、関節の治りにくい痛みと姿勢について（遠藤）

治らない痛みはなぜ起こるのでしょう？

いろいろな病院や診療所に通院して、レントゲンやＭＲＩの検査をしてもなかなか長引く痛みの原因がわからないことがあります。また痛みの原因がわかっても、どう対処したらいいかはっきりしないケースもあります。この章では、首、腰、関節について代表的な治りにくい痛みの理由について解説したいと思います。

痛みには、大別して病気からくる痛み、そして体調不良からくる痛みの２種類があります。**病気からくる痛みは、臓器に炎症を伴うため、炎症をとるための薬が効果的ですが、体調不良からくる痛みは、疲れやむくみ、こわばりやだるさを伴い、投薬の効果は低いことが多い**のです。

ただし、**病気からくる痛みは、動くときだけでなく安静にしていても痛みの程度は変化なく継続します**。特に**熱**や**腫れ**を伴っているときは要注意です。そのような場合はがまんせず、一刻も早く医療機関で精密検査を受けることをお勧めします。

人の体の約60％が水分(成人男性の場合)と言われていますが、**体内の水分は常に代謝して流れています。水分を含む血液やリンパ液は体内の物質を細胞まで運びます。また不要になった老廃物を尿として体外に排泄する役割も担っています。**

主な流れは、動脈➡毛細血管➡**体内の組織液、リンパ液、血液**➡毛細血管➡静脈➡腎動脈➡腎臓➡排泄となります。

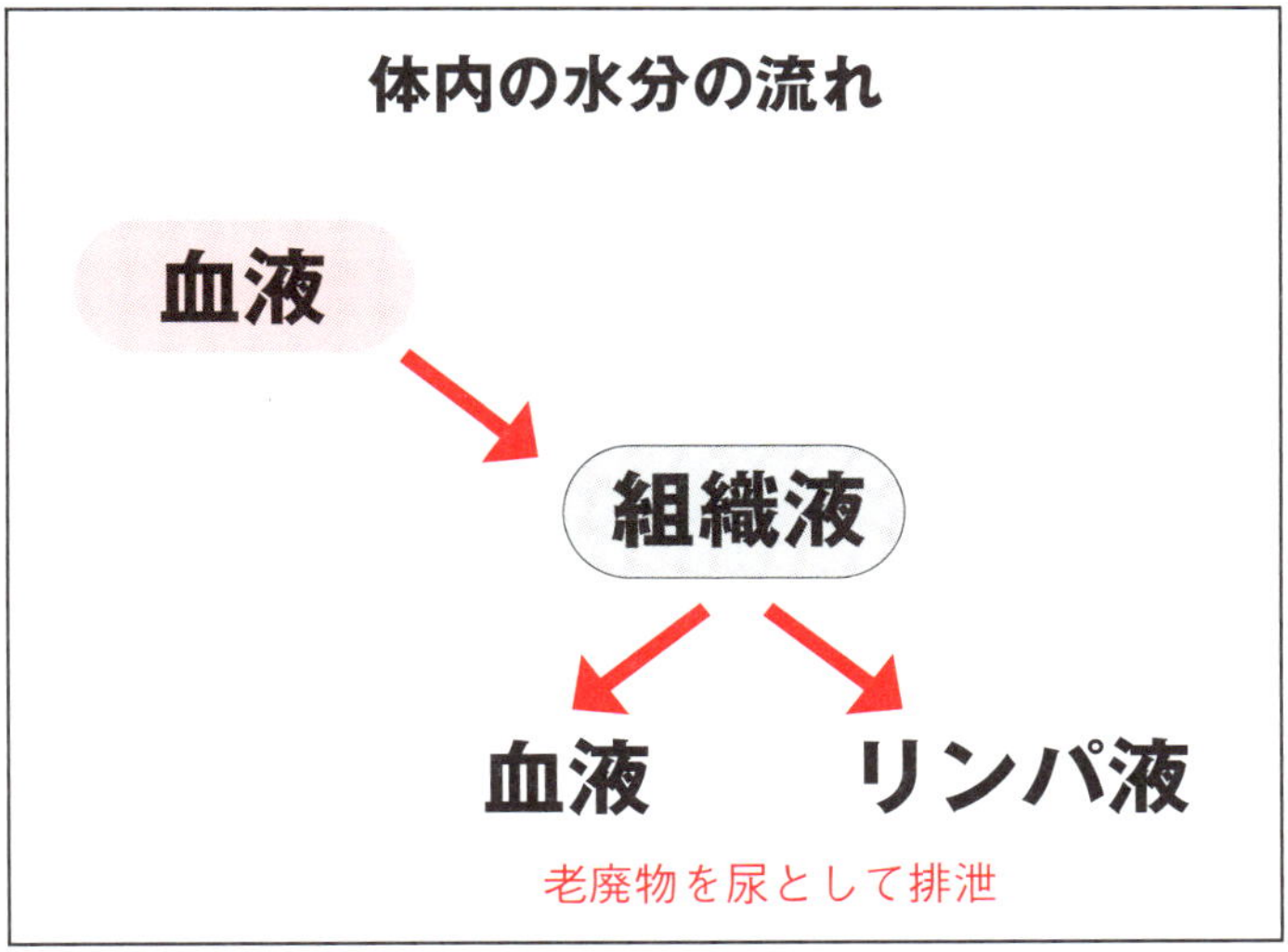

コラム

動物は植物と異なり動かないと痛みが出る

植物の体と動物の体の一番の違いは、体液を流す管に「弁」がついているかどうか、です。

植物には、あちこちに「弁」があって、じっとしていても体のすみずみまで水分が行き渡るようにできています。だから、何時間でも、何日でも、ときには何百年もじっとしたまま健康を保つことができます。

植物は、立っているだけでも、土から水分、栄養をくみ上げて、葉っぱで蒸散させて体中を循環させることができますが、その一方で人間は、じっと立っていると重力の方向に水分がたまり、足がむくみます。これは、座っていても、寝ていても同じです。人間などの動物の体には、「弁」が部分的にしか備えられていないからです。

それを解消するために筋肉をポンプのように動かし続けることによって、体のあちこちに血液などの必要な体液を行き渡らせることができるのです。

「筋肉は、体を動かすためのもの」と理解されていますが、実は、「体中に水分を送るためのポンプのような働き」をしており、動くことで体に発生するむくみを取り除く役目をしています。人体は「動いていてこそ体の調子がいい」ように設計されているのです。

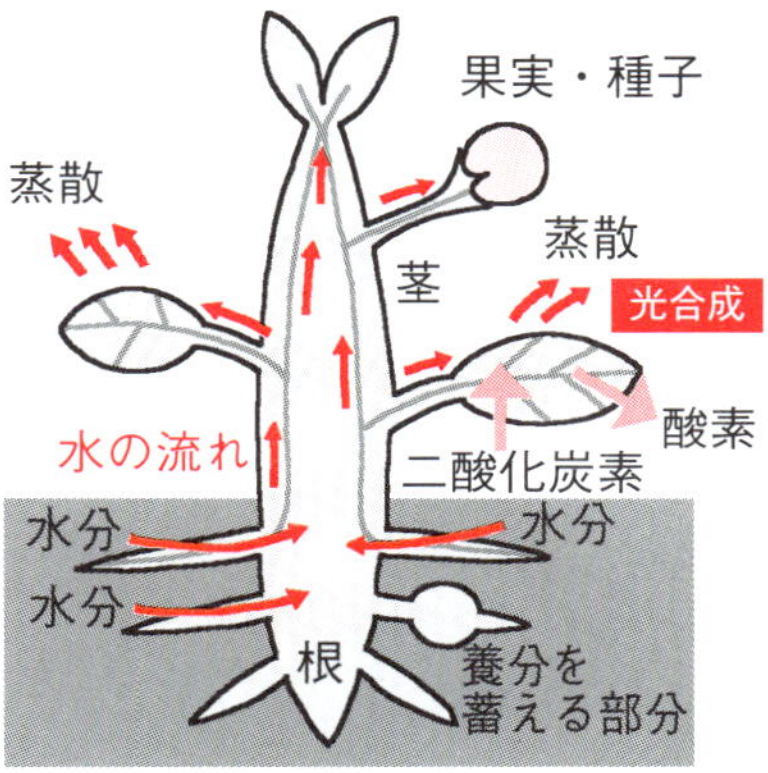

リンパ液は、血管から染み出てしまった栄養素をリンパ管で回収し、血液に合流させる役割があります。また、老廃物や異物の混入を防ぐ役割もあります。血液は心臓のポンプ機能によって流れるのに対し、リンパはポンプ機能が弱く、ゆっくり流れるために、むくみになりやすいのです。むくむと老廃物がむくんだ場所にたまっていくため、こわばり、だるさや痛みとなります。

これらのむくみに対して、体内に存在する**ステロイドホルモン**が朝たくさん分泌されてむくみを少しずつ減少させていく作用があるのですが、**50代以降になるとステロイドの分泌量が低下するために体がむくみやすくなります。**その結果として五十肩やテニス肘、ばね指に代表されるように体中の腱の部分が痛みやすくなってきます。

また、**打撲や捻挫など、ケガによる炎症が原因で発生する痛みには痛み止めの効果が期待できますが、姿勢不良からくる痛みは、体のバランスが崩れたことから発生するために痛み止めでは治りません。**

また、急性期の炎症がひいていても、脳で痛みを覚えてしまっていたら（＝中枢感作）、痛み止めは効きません。最近注目されている、痛みを長く感じた部分に微小血管が増殖したことが原因で起こる、血流障害からくる痛みも痛み止めの効果は少ないと言えます。

背骨が曲がっていることが痛みの原因ではありません

「背中が丸くなる」「背が低くなってきた」と言われたり、自分で気づいたりしたことはあるでしょうか。

体型が変わることで体の重心が中心から外れると、体の痛み、歩きづらさ、作業のしづらさ、精神的な落ち込みなど、さまざまな障害が発生し、これを〝**体軸性不安定症**（体の軸が不安定になること）〟と呼んでいます。この体のバランス障害によって、それを支えている手足の関節にも痛みが発生します。

重心の効率的円錐状範囲を cone of economy（バランスの円錐）と呼びます（左図）、円錐部からの逸脱が体軸性不安定で、体の一部に無理がかかって痛みが出やすくなります。

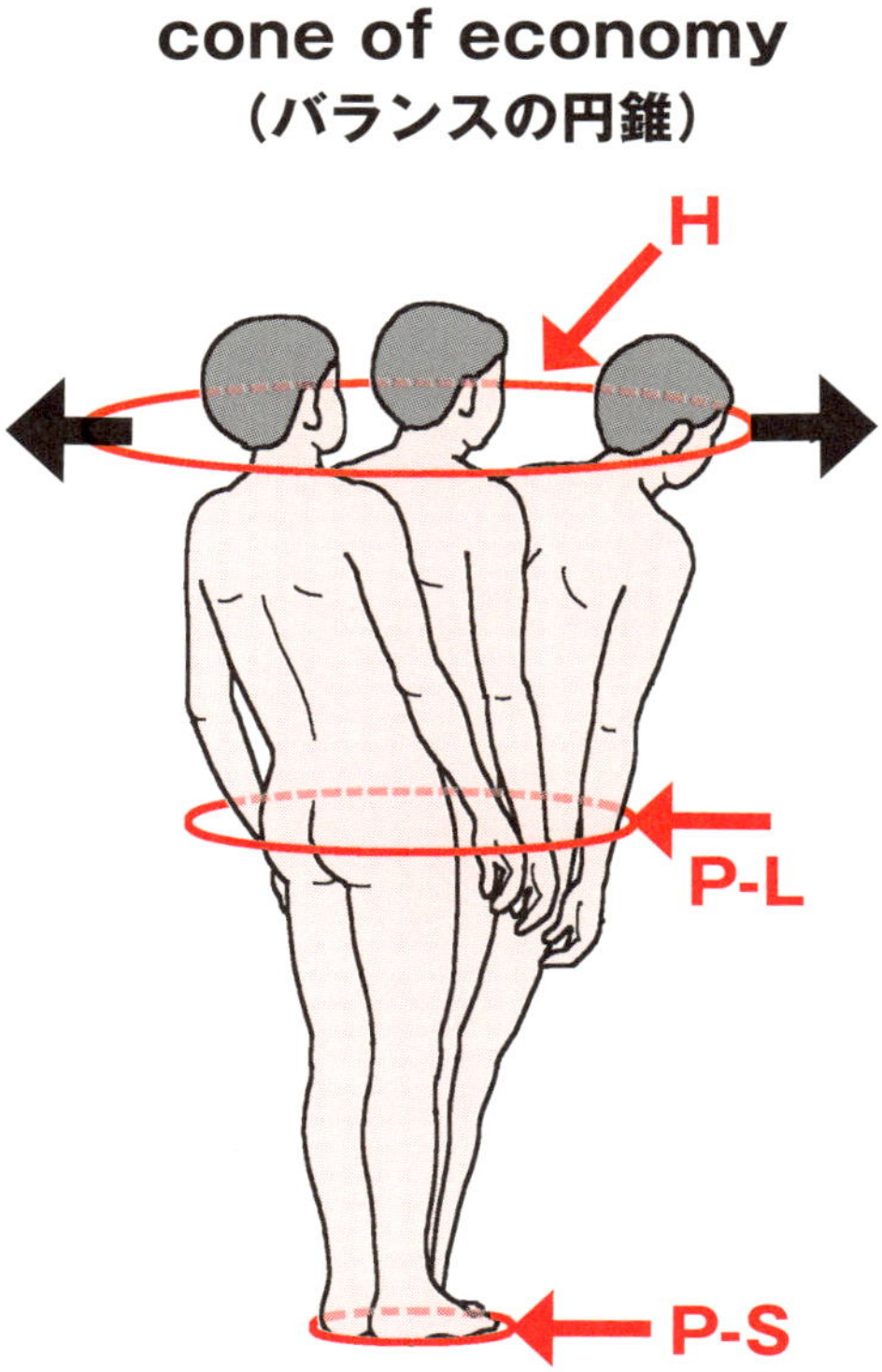

体軸性失調（体軸の不安定）とは、体の中心線または重心の安定性が乱れる状態です。通常、体軸は体の中心線を表し、頭部、首、背骨、骨盤、下肢がこの中心線に対してバランスを保って配置されています。たとえ腰の骨が曲がっていても、体軸の安定性が維持されていれば、姿勢の維持や運動の制御がスムーズに行なわれ、痛みは解決していきます。

しかし、体軸が不安定になると、体のバランスをコントロールできずに円錐部から飛び出してしまって痛みは治まらなくなります。体軸性失調はさまざまな原因で起こりますが、主なものには以下の４つがあります。

①筋力の低下　筋力のバランスが悪くなると、体軸が不安定になります。パーキンソン病などのように特定の筋群が過剰に活動したり、首下がり症のように首を支える筋力が弱くなったりすることがあります。

②姿勢の悪化　長時間の不良な姿勢が習慣化して、その状態で体の曲がりが固まっ

てしまう（拘縮と呼びます）と慢性的な姿勢の悪化につながります。例えば、事務作業や介護などでの慢性的な脊椎の後弯拘縮（例：前かがみ、猫背）は体軸の安定性に影響を与える可能性があります。

③神経の問題　脳や脊髄の神経系の異常や筋の協性の低下は、体軸の安定性に影響を与えることがあります。例えば脳梗塞や頸髄症、脊柱管狭窄症により、筋肉の制御が困難になる場合があるので長く続く場合はＭＲＩなどの検査が必要です。

④骨格の異常　骨盤の歪みや脊椎のカーブの異常（例：脊柱圧迫骨折後、側弯症、骨粗鬆症）など、骨の問題が体軸の不安定性を引き起こすことがあります。

体軸の不安定性は、バランスの悪化や姿勢の乱れ、歩行困難などの問題を引き起こす可能性があります。このような場合には、痛い場所だけの治療では解決しません。体全体の姿勢についてコントロールすることが大切です。適切な医療専門家（理学療法士、整形外科医など）に相談し、適切な診断と治療を受けることが重要です。

コラム

肩こりからくる負のループ

猫背による肩こりのせいで肩が動かなくなると、血流が滞ってむくみが悪化し、肩こりはひどくなります。さらに無視できないのは、肩こりの「痛み」によるストレスです。ストレスは交感神経を過度に緊張させるため、それ自体が血行不良の原因になるだけでなく、体の調子を整える自律神経の働きにも悪影響が及びます。そうなると、めまい、頭痛、不眠、イライラ、手足の冷えなどさまざまな体調不良に悩まされることになってしまいかねません。

つまり、たかが肩こりだと考えて放置していると、それが悪化・慢性化するだけでなく、別のさまざまな体調不良まで引き起こしてしまう負のループに陥る危険性があるのです。

姿勢は、健康寿命に大きく影響する

正しい姿勢を保つことは、身体のバランスや姿勢制御に対する負荷を減らし、骨や筋肉の正常な機能を促進することができます。良い姿勢を保つことによって、身体機能が維持され、日常生活の動作や運動能力が改善される可能性があります。

◎姿勢と首や腰の痛み

悪い姿勢や姿勢の歪みは、慢性的な疼痛や筋肉の不快感を引き起こす原因となります。例えば、猫背や前かがみの姿勢は、首や背中の痛みを引き起こすことがあり、正しい姿勢を保つことは、疼痛の予防や軽減に寄与する可能性があります。

◎姿勢と姿勢関連疾患

長期間にわたる悪い姿勢は、姿勢関連の疾患や障害のリスクを増加させる可能性が高くなります。例えば、前屈性頸椎症や脊柱側弯症などの姿勢関連疾患は、悪い姿勢が長期間続いた結果として発症することがあります。

◎姿勢と心理的な健康

姿勢は心理的な健康にも関連していると考えられています。正しい姿勢を保つことは、自尊心や自信を高め、心理的なストレスの軽減につながることが指摘されています。

以上のような知見から、姿勢と健康寿命の関係は複雑であり、多くの要素が関与していることが示唆されます。

正しい姿勢を保つことは、身体的な機能、疼痛の管理、姿勢関連疾患の予防、心理的な健康など、健康寿命に寄与する可能性があると考えられています。

姿勢は少しずつ悪くなる

体軸の不安定性は、気づかない間に少しずつ進行します。

前期　走るときに脚の上がりが悪くなります（この時期は自覚症状なし（50代頃）。

初期　立ち上がりに「よいしょ」となり、手をそえる膝や手すりを探します（60代頃）。

中期　身長が少し低くなり、膝を軽く曲げたまま歩きます（70代頃）。

進行期　床から立ち上がるのに、必ず手すりや壁が必要となります。

座位バランス不良　背もたれなしの椅子に安定して座れなくなります。

体幹バランス消失　寝返りを打つことができなくなります（上半身と下半身の連結ができなくなる）。

中期までは身のまわりの普通の動作に大きな不自由はありませんが、進行期になると転倒リスクが高くなるため、外出が億劫になる、公共の乗り物が利用しづらくなるなどの結果として行動範囲が狭くなってきます。

初期から中期の時点で体軸の不安定性に気づくことができれば、バランス不良が進行していくことをあらかじめ防ぐことができるのです。

体軸の不安定性

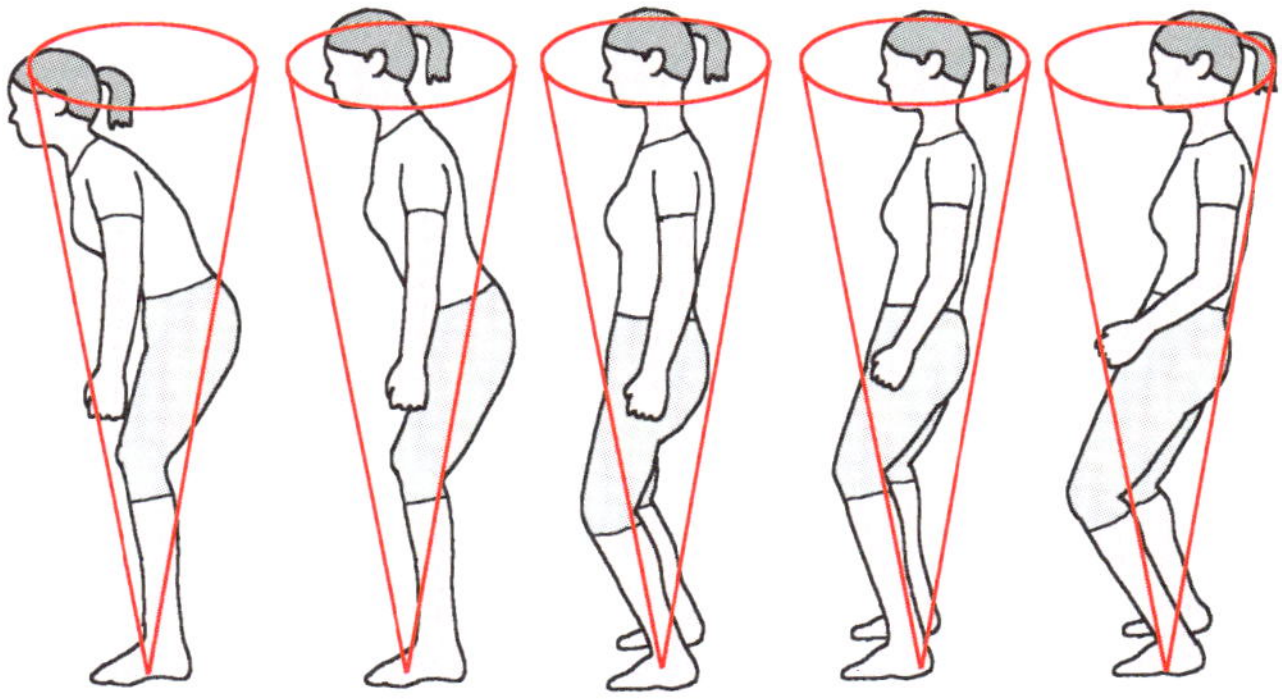

人は転ばないように下半身を使ってバランスを取ろうとします

ファシアからくる痛み、不快感

「**ファシア**」とは、先にもご説明したように私たちの体の臓器や骨、血管、そして筋肉などを覆う、全身に張りめぐらされた「**ゆるゆるの組織**」のことです。実は近年の研究で、このファシアこそが体を滑らかに動かす、つまり「**滑走性**」を維持するうえで重要な役割を果たしていることがわかってきました。

ファシアというのは「ゆるゆる」だからこそ、その役割を果たすことができます。ところが座り仕事などで同じ姿勢を続ける、慢性的な運動不足……といった現代人の生活は、ファシアから大事な「ゆるさ」を奪ってしまいました。それによって筋肉の「滑走性」が失われ、さらに痛みやコリといった症状まで現れてくるのです。

なかでも**肩甲骨につながる筋肉のファシアは特に「ゆるさ」が失われて癒着しやすい**ため、多くの人たちが頑固な痛みに悩まされているわけです。

手術をしても治らない痛み

腰や膝、肘の手術をしたあとに、いっこうによくならない痛みが存在します。**神経の圧迫は取れ、膝も人工関節を入れてきれいな形になったのに、痛みが残っているケースです**。

痛みにはレントゲンやＭＲＩで分析することができない原因が存在します。手術前より痛みで体を動かすことができなかった方は、背骨や関節周囲のファシアが硬くなってしまい、筋肉の動きが悪くなっています。そのため、むくみも強く、周囲の血流が停滞しているのです。

また、痛み自体も関節以外の部分に異常な毛細血管（モヤモヤ血管）ができてしまっている場合があります。画像で異常がなければ安静は禁物です。動かしながら痛みが軽減するのを待ちましょう。

コラム

不安と恐怖が新たな痛みを生む

痛みは、体の危険を知らせるための危険信号です。そのため、痛みを感じると脳が不安と恐怖を感じて、二度と痛みを起こさないよう反応します。そして、痛みを避けるための逃避行動を取るよう、不安と恐怖がさらなる痛みをつくる増強作用があります。そのため、痛み知覚はほかの触覚や温度知覚と異なり、情動としての感覚が存在すると考えられています。

交通事故後、むちうち損傷後に長く継続する首の痛みの中には、痛み止めの効果がまったくないことがあります。交通事故の被害によるケガは、これからの不安や事故恐怖が重なります。

レントゲンやMRIで異常がない場合、急性期の痛みが疼痛感作によって慢性化しないように対応することが大切です。慢性化すると痛み止めが効かなくなります。

また、痛みに対する治療の1つとしてブロック注射があります。

ブロック注射は、痛みの原因を完全に取るためでなく、一時的に痛みを緩和して、体の動きを取り戻すことが目的です。また、痛みの原因がはっきりしない場合に痛みの原因を知るための診断としての意味もあります。

ブロック注射を漫然と継続することにはあまり意味がないかもしれませんが、痛みが緩和している間に体を動かすことで、従来の痛みが改善することも多くあります。そういう意味では、治療としての効果も期待できます。

第4章

いつまでも治らない痛みを軽減する具体的な対処法

（遠藤）

人間の体は動かないと不具合が発生する

背骨が曲がっていることが痛みの原因ではありません。**曲がったままバランスが崩れている状態で固まってしまっていることが痛みの原因なのです。**首や背中の痛みのことを**軸性疼痛**といいますが、姿勢からくる軸性疼痛の対処法についてお話ししたいと思います。

子どもはよく動きますが、人間の体はじっとしているのに適した構造にはなっていません。そのため長時間同じ姿勢でいると、いろいろな「不具合」が起きてくるのです。その極端な例が、**長時間の飛行機旅行で発生する脚の血**

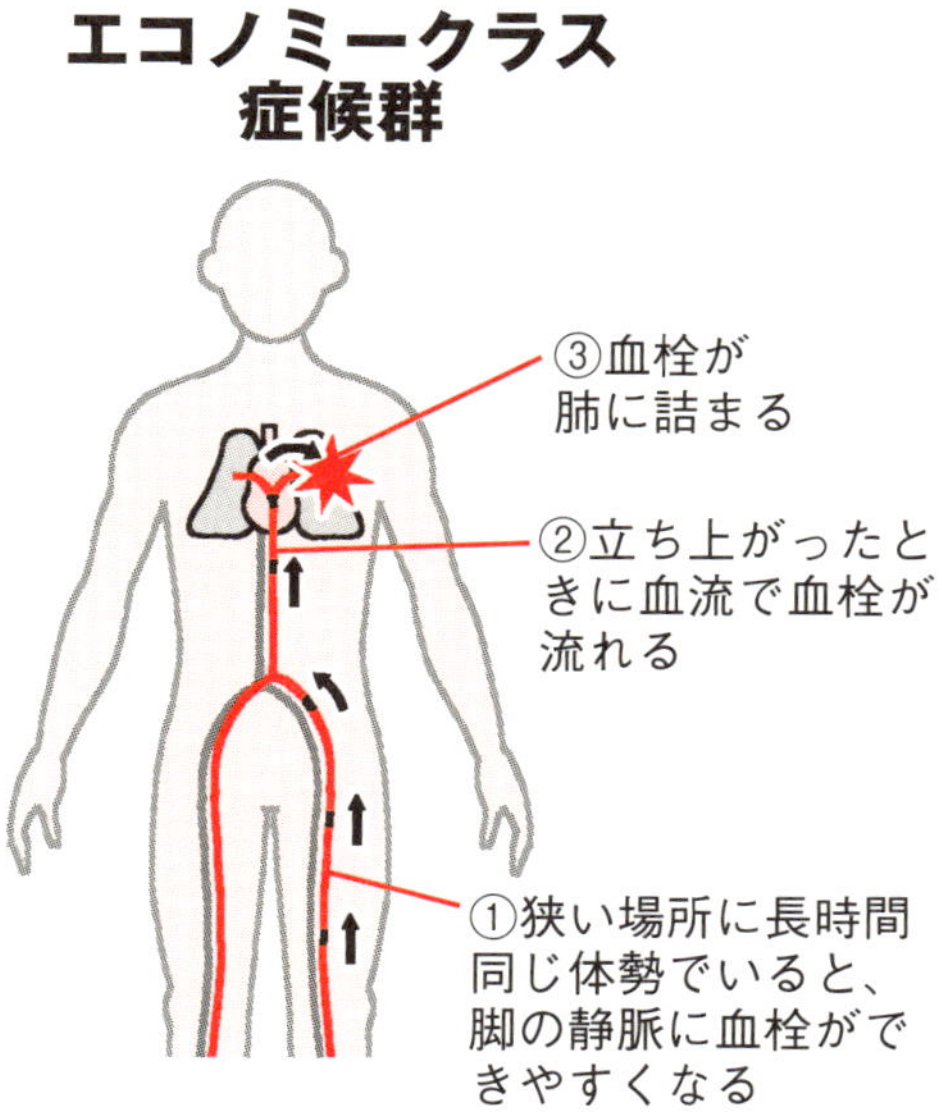
エコノミークラス
症候群
③血栓が
肺に詰まる
②立ち上がったときに血流で血栓が流れる
①狭い場所に長時間同じ体勢でいると、脚の静脈に血栓ができやすくなる

栓（エコノミークラス症候群）です。筋肉の収縮が少ないと脚の血流が低下して、血栓が発生してしまいます。

マッサージは「もみほぐす」のではなく「押し流す」

同じ姿勢を続けがちで、あまり動かさない上半身の筋肉のファシアには多かれ少なかれむくみが生じており、そのせいで本来の**「ゆるさ」**が失われ、コリや痛みといった症状が引き起こされます。逆に言えば、**コリや痛みを感じるのはファシアがむくんで硬くなっている証拠**なのです。

多くの人は、コリや痛みを感じる箇所を揉んだり、叩いたりすることで解消しようとするでしょう。しかし、**肩こりと同様に、痛《いた》気持ちいいからといって強く揉んだり叩いたりすると、その筋肉のファシアが傷んでさらに硬くなってしまいます。**

一時的には回復したように思えても、結果的にはさらなるコリや痛みに悩まされることになりかねません。**コリや痛みは揉んだり叩いたりしても解消しません。大事なのは、むくみを流してファシアをゆるめ、筋肉の動きをよくすること**なのです。

そこで、ここからは効果的にファシアのむくみを流す方法をご紹介します。

コリを流す、というイメージから、「**押し流し**」と名づけました。**痛みやコリを感じる場所の筋肉の流れを意識しながら、たまったむくみを「押し流す」のが目的**です。

押し流す方向は上から下、下から上のどちらでも大丈夫です。繰り返し数回やってください。**リンパなどの血管外のむくみを毛細血管に戻す**のが目的なので、細胞に存在するむくんだ部分をしぼり出して毛細血管に戻す感覚でやってみてください。

ファシアをゆるめる体操は、ファシアにうっ滞したむくみや老廃物を取り除き、体の動きをすっきりさせ、痛みが楽になります。また、精神面にも良い方向に影響します。

また、**加齢による筋力低下によってリンパの流れが悪くなることもむくみの原因**として挙げられます。**血行をよくするために、運動や半身浴を行ない、根菜類・香味野菜など体を温めるものを食べる**ように心がけましょう。

カリウムの多い食事を取ることも有用です。お酒の飲み過ぎ、就寝前の水分・塩分の取り過ぎ、睡眠不足、血行を悪くする締めつけのキツい衣類の着用は避けましょう。

ファシアは頭から足先まで、Xの組み合わせで体を支えています。左図を参考に痛む部位を探して、Xの流れに沿って押し流しをしてみましょう。

「押し流し」は、X（エックス）の法則で

押し流し

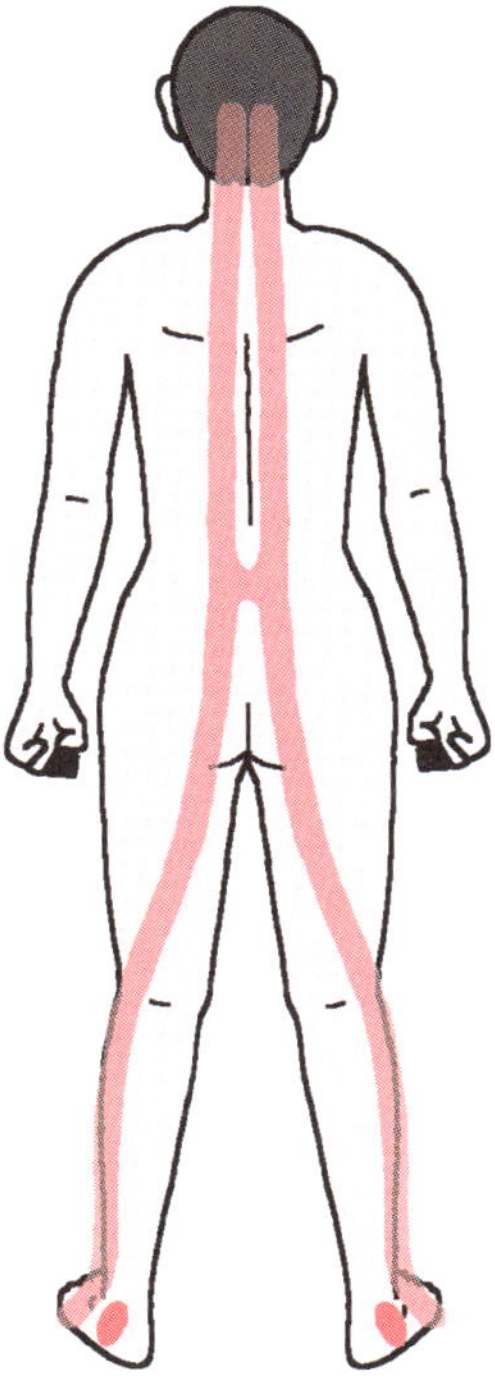

Xの流れで押し流す

では、痛みを発生する動きと押し流し方法を解説していきます。

痛みが出やすい体の部位

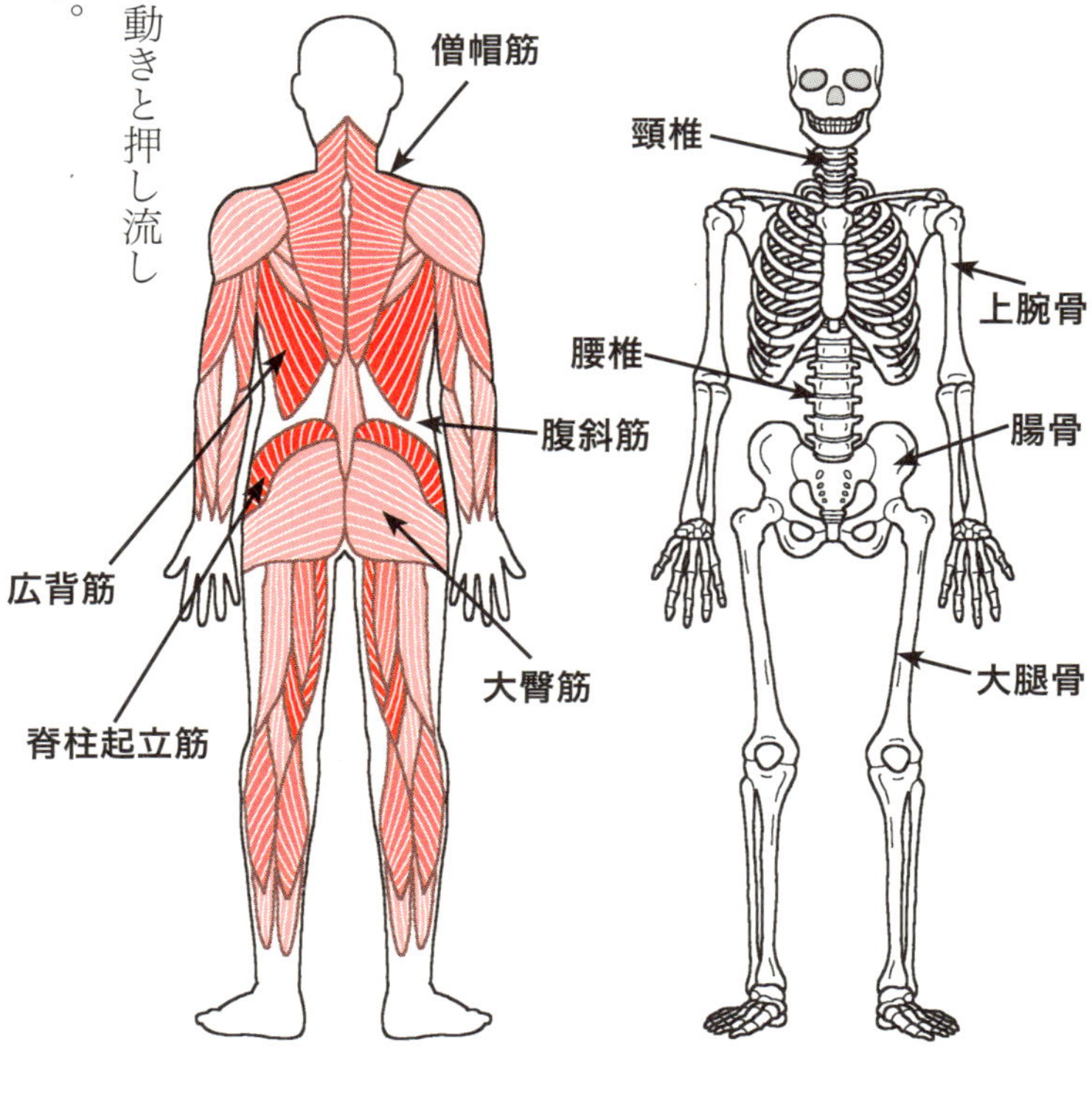

首を左右に振ると痛い＝肩甲挙筋の押し流し

このタイプの人は、首の後ろ、後頭部から肩甲骨にかけてついている「肩甲挙筋《けんこうきょきん》」がこっています。**下を向き、肩甲挙筋を伸ばしながら首の後ろを、上から下に向かって押し流します。**テニスボールを手で押し当てて、上から下に転がしてもいいでしょう。

肩甲挙筋も肩甲骨につながっている筋肉です。運動は「肩甲骨はがし運動」が最も効果的です（189ページ参照）。肩甲骨と首をつないでいる肩甲挙筋が動いていることをしっかりと意識してください。

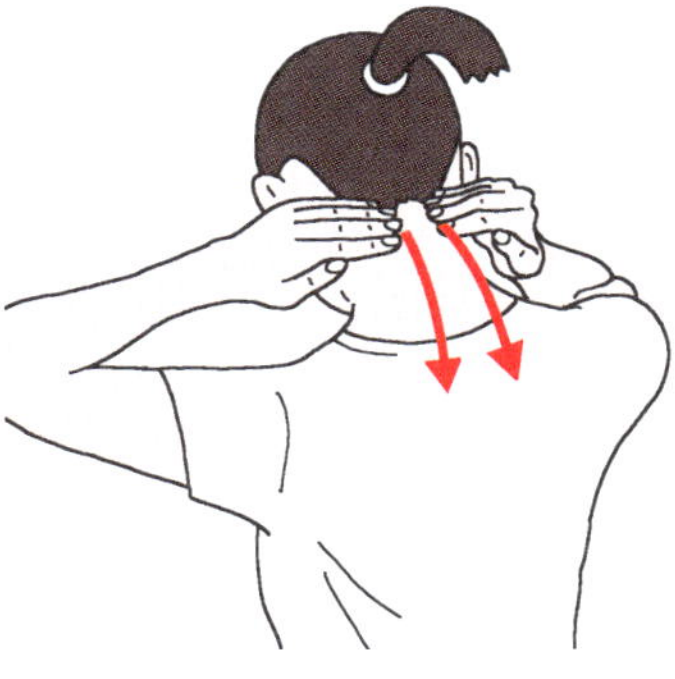

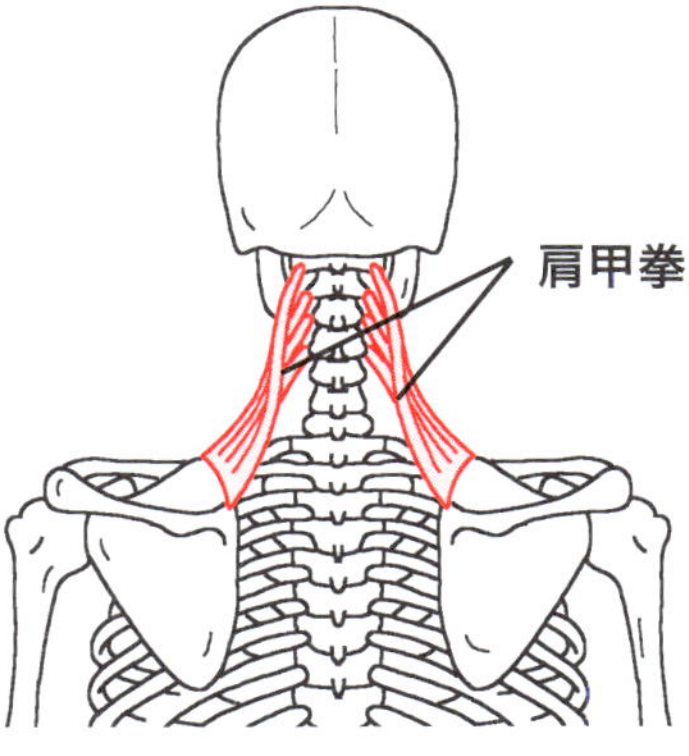

中腰で背中と腰が痛むとき＝脊柱起立筋の押し流し

脊柱起立筋には背骨をまっすぐに保つ働きがあります。前かがみになったときに背中に痛みを感じる場合は、この筋肉のファシアにむくみがある可能性が高いと思われます。

前かがみになって脊柱起立筋を伸ばし、背中から腰、お尻にかけて上から下へのむくみを流し、ファシアをゆるめていきましょう。

脊柱起立筋の押し流しは体を前かがみにして、痛みを感じるところで止めます。そのままの姿勢で、背中の真ん中から腰、お尻にかけて、強くさすりながらむくみを流していきましょう。親指のつけ根に力を入れると効果的です。

脊柱起立筋の押し流し

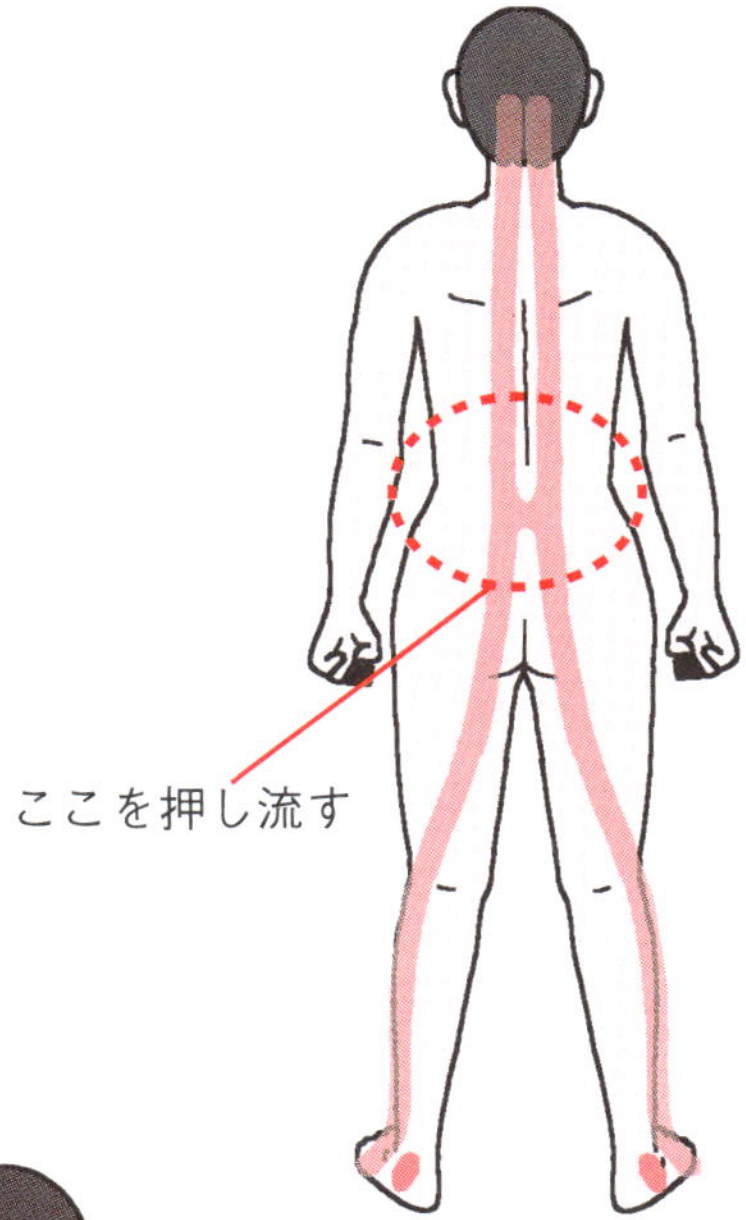

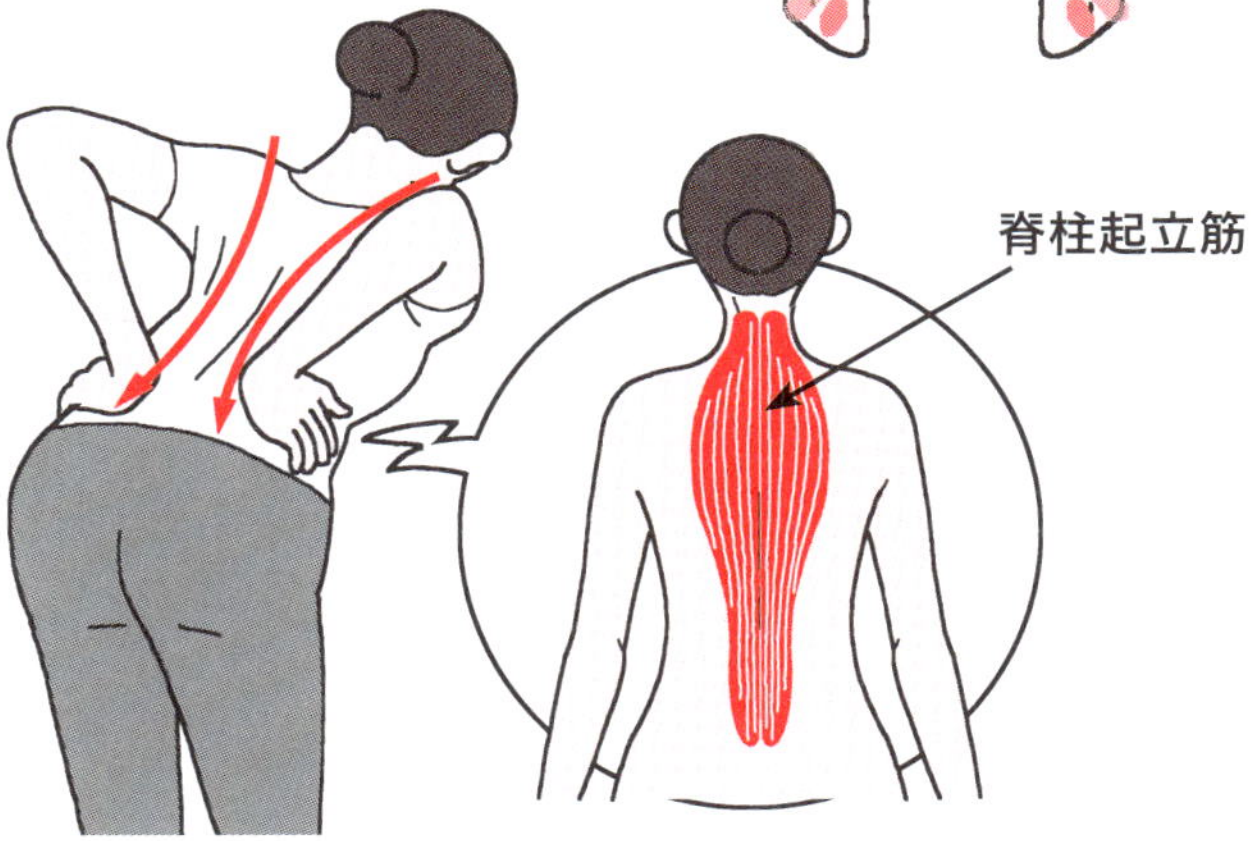

前かがみになるとお尻が痛いとき＝大臀筋の押し流し

大臀筋はお尻の盛り上がりを形づくっている大きな筋肉で、骨盤を起こす働きがあります。前かがみになるとお尻が痛い場合には、**脚をクロスさせて大臀筋を伸ばしながら、内側から外側に向かって押し流しをします。**

大臀筋の位置がわかりにくい場合、お尻に力を入れてみたときに盛り上がる場所が大臀筋です。場所を確かめたら、力を抜いて押し流しをするといいでしょう。

また、皮下脂肪が邪魔になって「押す力が筋肉に届いていない」感じがする人はテニスボールを使うとしっかりと効かせることができます。運動は「**骨盤振り子運動**」が効果的です（158ページ参照）。

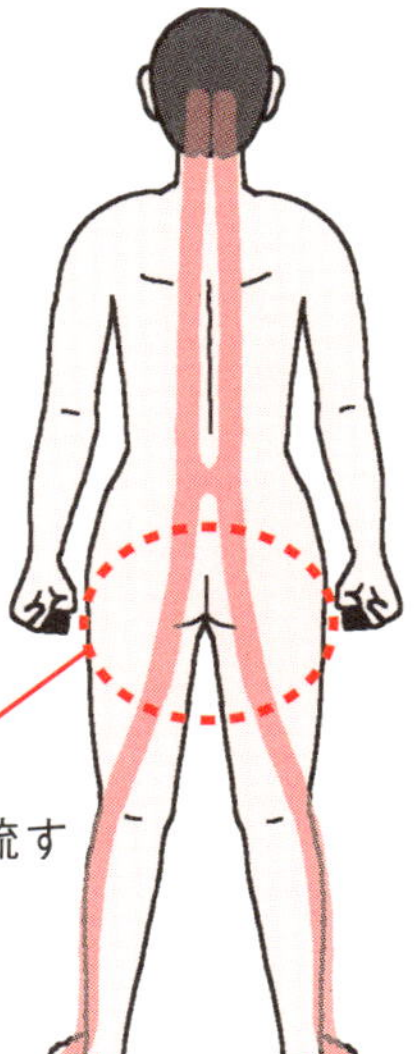

大臀筋の押し流し

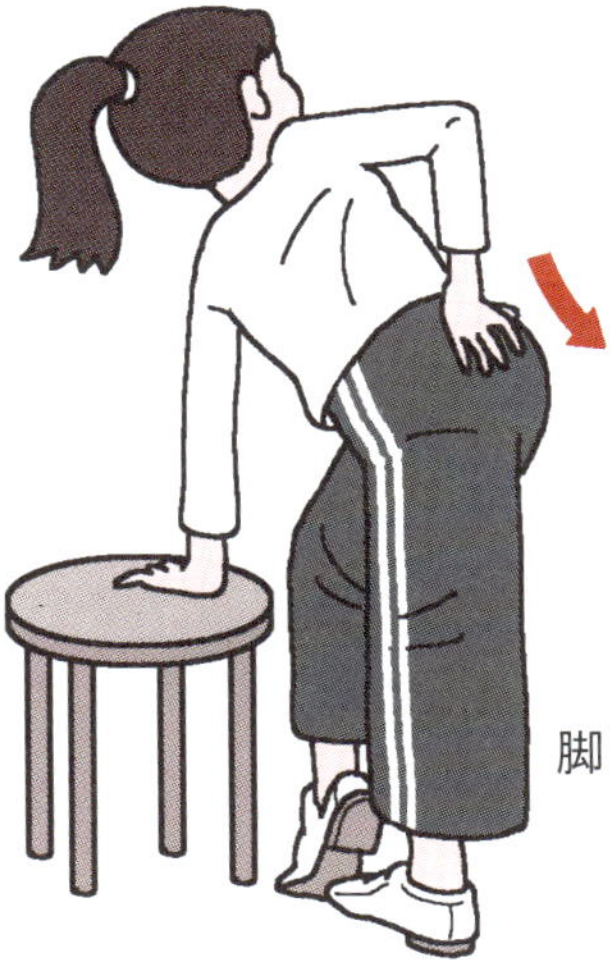

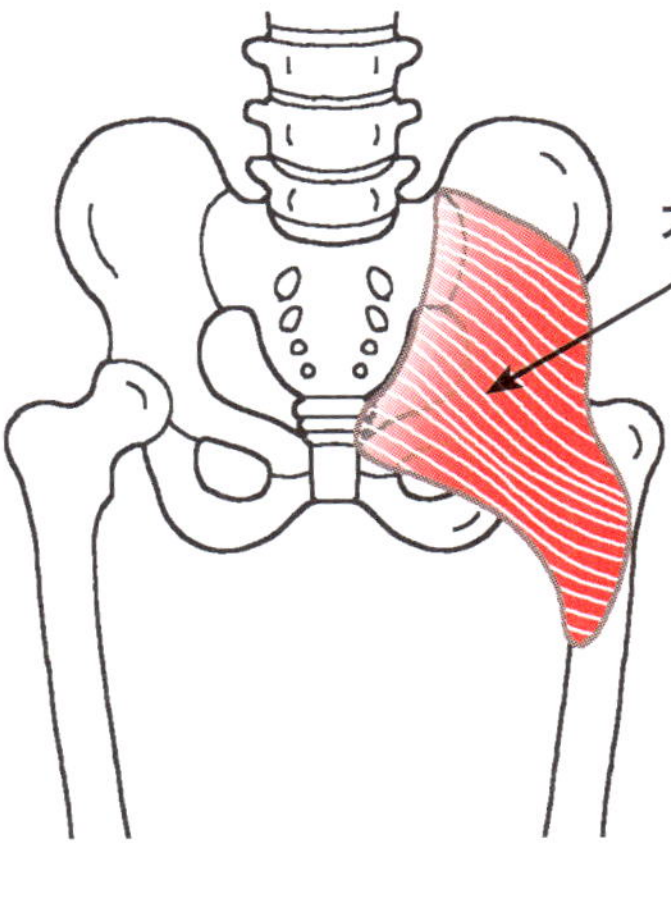

上体を左右に倒すと痛いとき＝腹斜筋の押し流し

上体を横に倒すと痛みを感じる人は脇腹にある「**腹斜筋**」がこっています。腹斜筋は体を前から横にかけて支えています。

上半身を患部と反対側に傾けて、腹斜筋を伸ばします。そのうえで腰骨と肋骨の間を後ろから前に手のひらで押し流しましょう。

体がふらつく場合は、次ページのイラストのようにテーブルなどに手を置いて行ないます。このタイプでも「**骨盤振り子運動**」が効果的です（158ページ参照）。特に脚を前から後ろに回すときに脚を上げている側の腹斜筋を使っていることを意識しましょう。

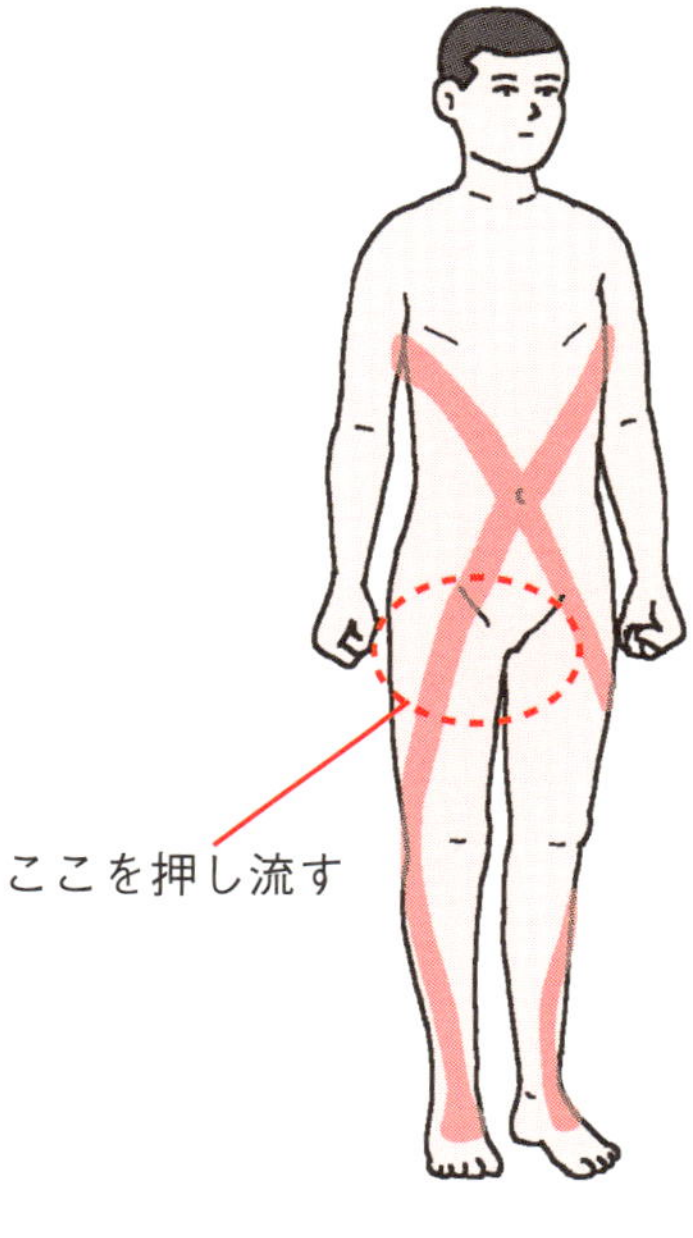

腹斜筋の押し流し

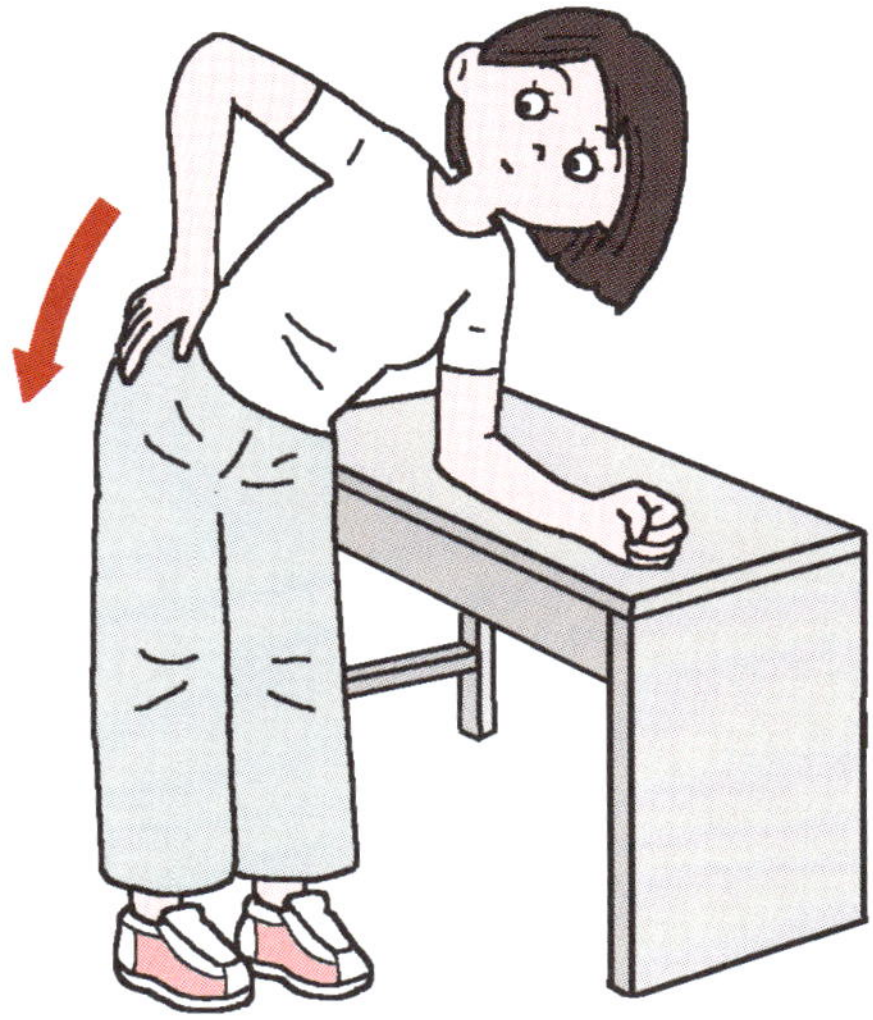

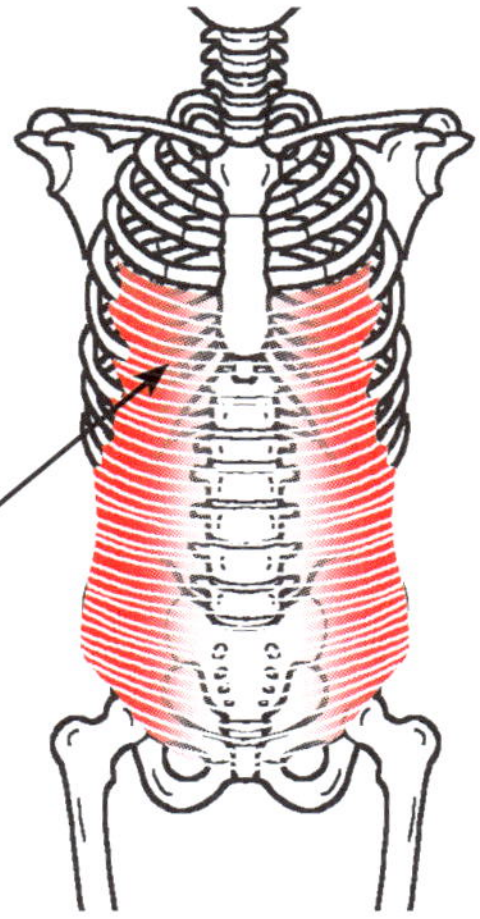

ファシアのむくみ予防につながる歩き方

気がつくといつもコリや痛みを感じる場所があるとしたら、その付近の筋肉はなんらかの原因でむくみやすい、ということを示しています。

また、すでにお話ししましたように**全身のファシアはつながっているので、どこかの筋肉のファシアにむくみが生じていると、その影響はほかの筋肉のファシアにも及び、別の場所でも痛みを感じるようになります**。

痛みによるストレスは、自律神経の不調を招いてしまう危険性もあり、さまざまな体調不良の原因になるので、ファシアのむくみは予防しておくに越したことはないのです。

そもそも、ある部位の筋肉のファシアが「**むくみやすい**」のは、その筋肉をあまり動かしていないことの結果です。つまり、**むくみやすい場所ほど動かすことが大事**なのです。ほとんど動かさない筋肉があると、そこで血流が滞ってしまうため、痛み以外の不調がいつ現れても不思議ではありません。

もちろん、普段から適度な運動を心がけていれば、全身の筋肉のファシアのむくみ予防も可能です。しかし、忙しい毎日の中でわざわざ運動の時間を確保するのが難しいという方も多いことと思います。

そこでここからは、**痛みが出やすい筋肉をターゲットにした、むくみ予防につながる歩き方をご紹介します**。押し流しと同様、ターゲットとなる筋肉を意識しながら行なうとより効果的です。

転ばないために、かかとから歩こう

人間の歩き方を分析すると、足が地面についている**立脚期**と、足を浮かせている**遊脚期**があります。高齢者の方は、この足を浮かせるときに、思ったほど足が上がっていないことが原因で小さな段差につまずき転ぶことが多いのです。

特に立っている脚の膝が曲がっていると、遊脚期にある反対の脚のつま先を地面から上げるには、さらに大きく股関節と膝、足首を曲げて持ち上げる必要が生じてきます。転倒を防止するためにもかかとから地面につけるように歩くことが大切です。

円錐の中で歩こう

全身の筋肉が上下に動く「歩く」という動作には、その振動でファシアをゆるませる効果があります。

せっかく歩くなら、逆さまの円錐を身に

遊脚期と立脚期

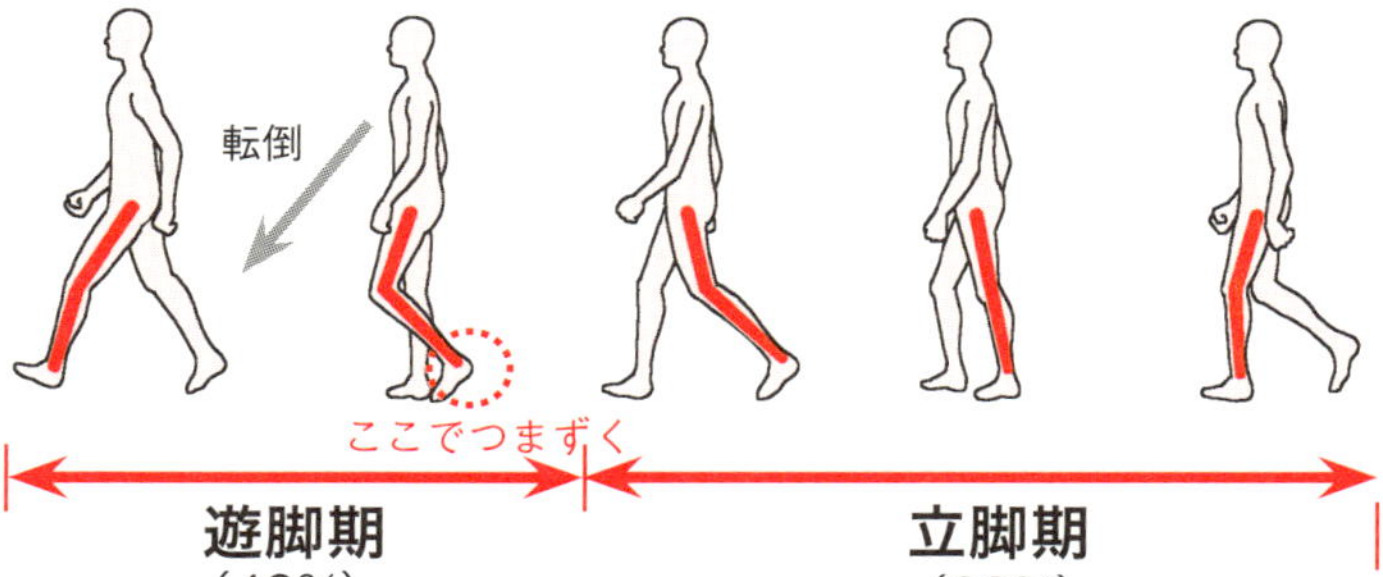

左足（赤塗り）を中心に考えると、足が地面についている「立脚期」が全歩行周期の約60%、地面から離れている「遊脚期」が約40%とされている。遊脚期の足を上げるときに思ったほど足が上がっておらず、つまずいて前に転倒することが多い

まとっているイメージで歩いてみましょう。そうすると背筋が自然に伸びるので、見た目の良さと、ファシアのむくみ防止の両方が叶いますよ。

背中が丸くなると転びやすくなる

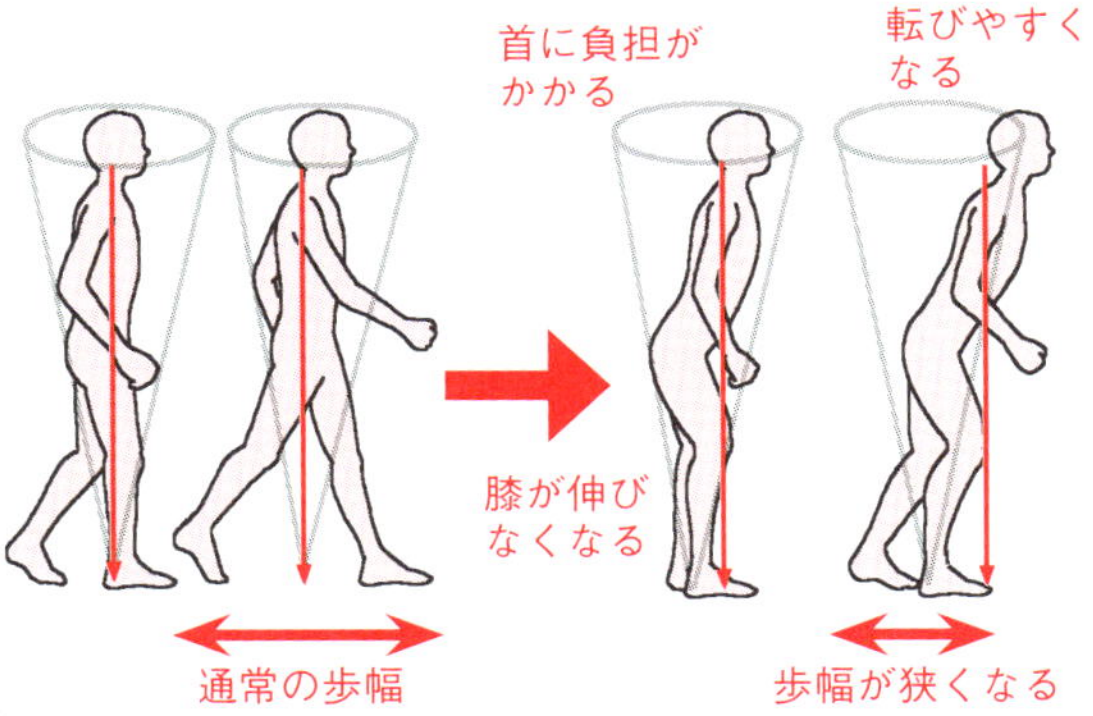

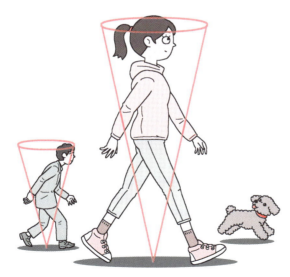

円錐の中で歩くことを心がけよう

転ばない歩き方を実践することで、転倒やケガの危険を減らすことができます。以下に、安定した歩き方をするためのポイントを紹介します。

① かかと歩きの勧め かかとから接地して歩幅を広くとると、遊脚期が長くなるため、片足でいる時間が長くなります。その結果、バランスを崩しやすくなるので小さなステップを意識して歩くことが大切です。かかとから足を地面にしっかりとつけ、膝を伸ばし、かかとからつま先までしっかりと踏み込むようにしましょう。

② 正しい姿勢を保つ 転ばないようにするためには、体軸をしっかり安定化させて膝を伸ばして歩くことが大切です。背筋を伸ばして、肩を後ろに引いて、頭を直立させた正しい姿勢を保ちます。前かがみや猫背の姿勢では、cone of economyから逸脱し、膝が曲がってしまうため、バランスが崩れてしまいます。姿勢を意識して歩きましょう。

③ 前を見て歩く　歩きながら、周囲を注意深く観察しましょう。地面を見つめていると体が前に傾き足が上がりにくくなってバランスを崩す可能性があります。視線を正面や前方に向けることが重要です。

④ 歩く環境に注意する　歩く場所の状態にも注意を払いましょう。障害物や凸凹の地面、滑りやすい地面は避けるようにしましょう。

これらのポイントを意識しながら歩くことで、安全で安定した歩行が実現できます。

また、運動不足や筋力の低下などが転倒リスクを高めるので、適度な運動や筋力トレーニングを行なうことをお勧めします。

コラム

腰痛と身長の低下=身長が3センチ以上低くなったら

歳を重ねて身長が低くなるのは、骨、筋肉、関節の変性が原因となっています。一般的に40歳以降になると、10年ごとに約1センチの身長を失います。特に70歳以降は、さらに急速に身長が低くなると言われています。

なかでも注意しなければならないのは「いつの間にか骨折」。ただの腰痛と思っていたら自分で気づかないうちに背骨が骨折していることがあるのです。身長はその目安の1つになります。若い頃より身長が3センチ以上縮んでいたら、すでに骨折している可能性があります。

背骨を骨折すると、背中が丸くなり猫背になります。骨折自体による身長の低下は1センチ程度であっても、姿勢が悪くなることで3センチ以上低下してしまいます。また、1カ所の骨折があるとドミノ現象が発生し、その後に上下の脊椎を骨折しやすくなります。特に骨粗しょう症があると、ドミノ現象が発生しやすくなります。ドミノ現象を予防するためには、骨粗しょう症治療をきちんとしなければなりません。

結果として背中が丸くなると、体が前かがみとなりバランスが悪くなるため、腰痛（特にお尻のまわり）が起きます。骨盤が前に傾いてしまうと足の上がりが悪くなり、つま先が地面にぶつかって転びやすくなるわけです。

骨粗しょう症で骨折しやすい部位

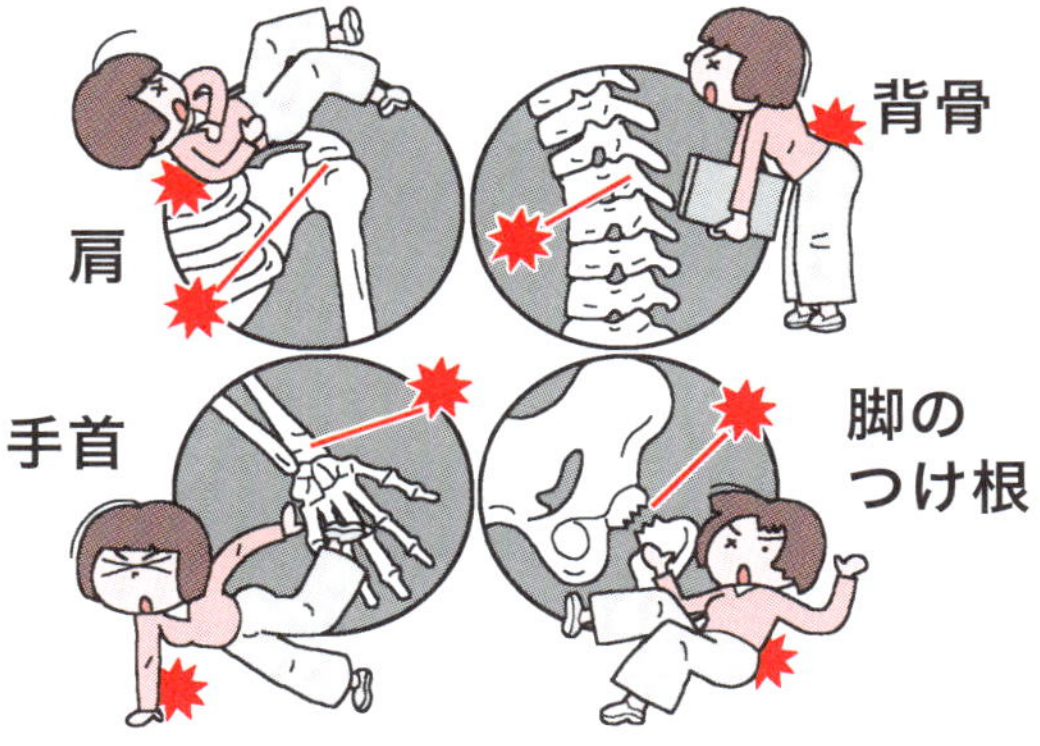

「骨盤振り子運動」のやり方

「骨盤振り子運動」は、骨盤を動かすことによって、固まってしまったまわりの筋肉をほぐす運動です。やり方は以下の通りです。

骨盤振り子運動

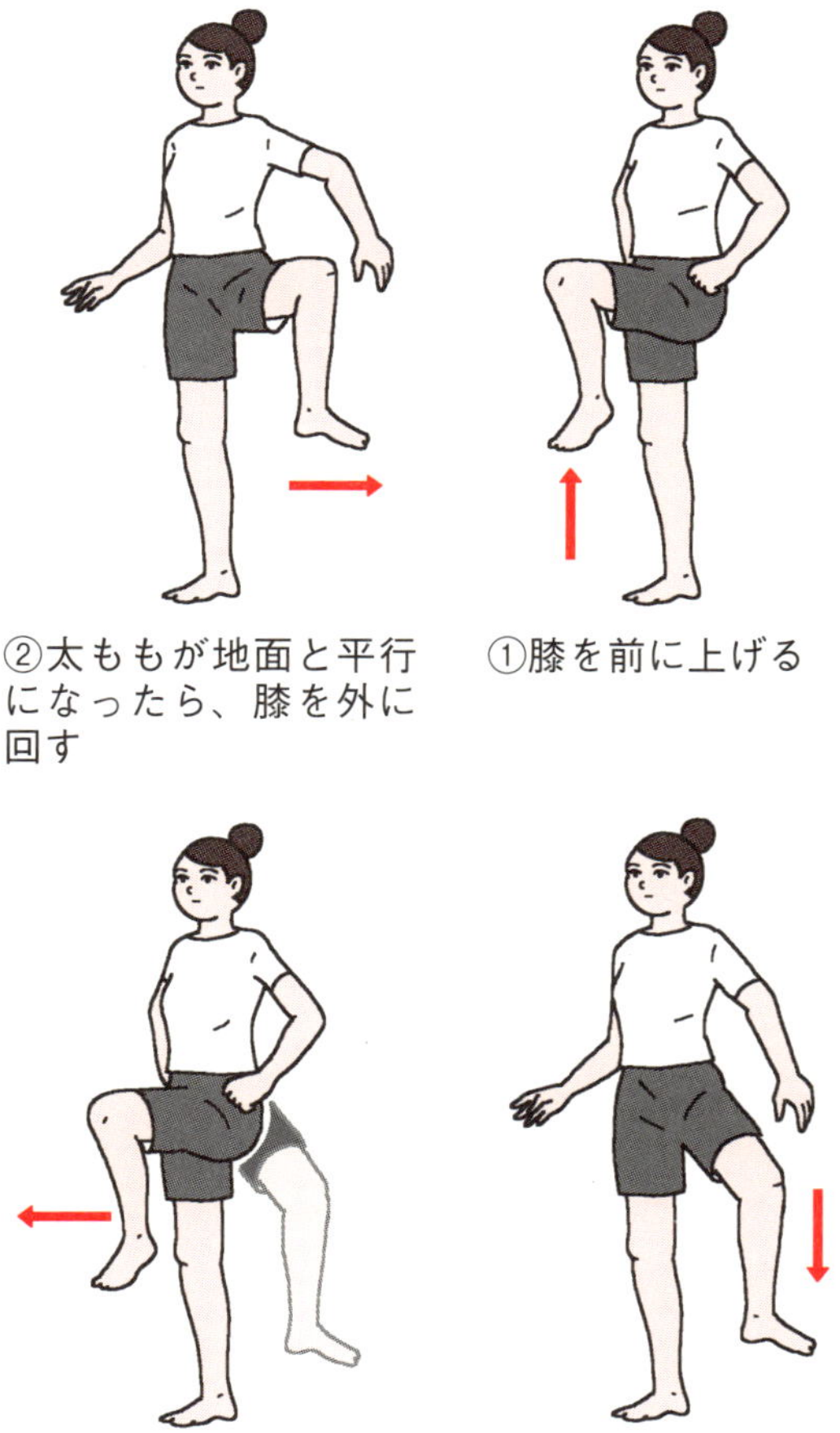

①膝を前に上げる

②太ももが地面と平行になったら、膝を外に回す

③外に回したら膝を下ろす

④足を床につけずにもう一度同じ動きを繰り返す

第5章

モヤモヤ血管による痛みへの治療法をわかりやすく紹介

（奥野）

動注治療とカテーテル治療

第1章、2章で解説したように、病院で「治らない」とか「手術しなくて大丈夫」と言われて対処されなかった痛みにも解決方法があります。このような痛みの多くは、モヤモヤ血管が原因となっているのですが、モヤモヤ血管を減らす治療方法が開発され、ここ10年ほどで世界中に広がっています。

モヤモヤ血管を減らす方法には、**動注治療**という簡便な方法と、**カテーテル治療**という方法の2つがあります。

診察室で数分でできる動注治療

まずご紹介したいのは、動注治療という数分で終わる簡便な治療法です。**動注治療の「動注」というのは「動脈注射」の略で、動脈に細い針を使って薬を流す治療です。**

体の中の血液の流れは、動脈からモヤモヤ血管に流れ、そのあとに静脈に流れます。

このため、上流に位置する動脈に薬を流せば、血液の流れに乗って下流にある痛みのモヤモヤ血管（患部）に薬を行き渡らせることができます。

例えば、指先の痛みを治療する場合は、その手前（心臓に近い側）にある手首の動脈から薬を流すことで、指先にモヤモヤ血管を減らす薬を届けられます。

また、かかとの痛みの原因である足底筋膜炎を治療しようと思ったら、その手前である足首から薬を流し

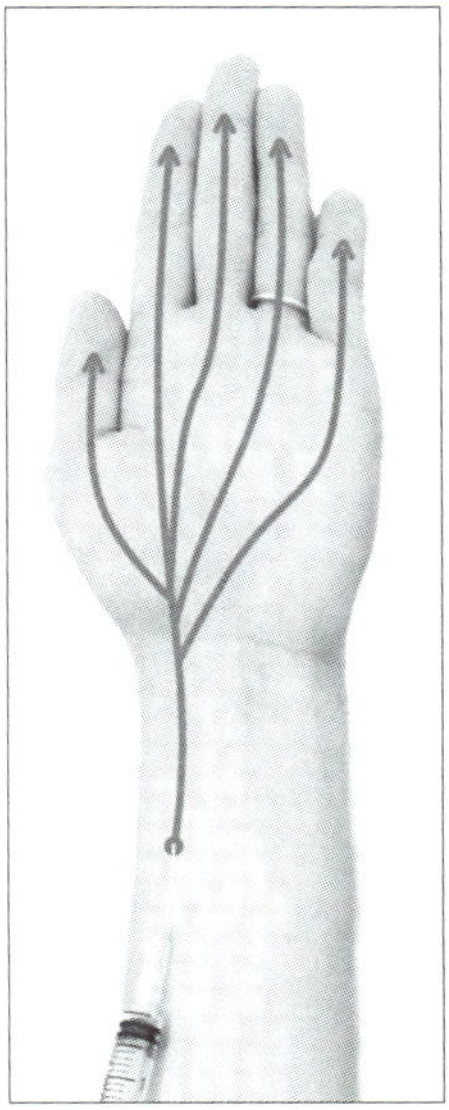

手指の動注治療
イメージ

モヤモヤ血管の動注治療

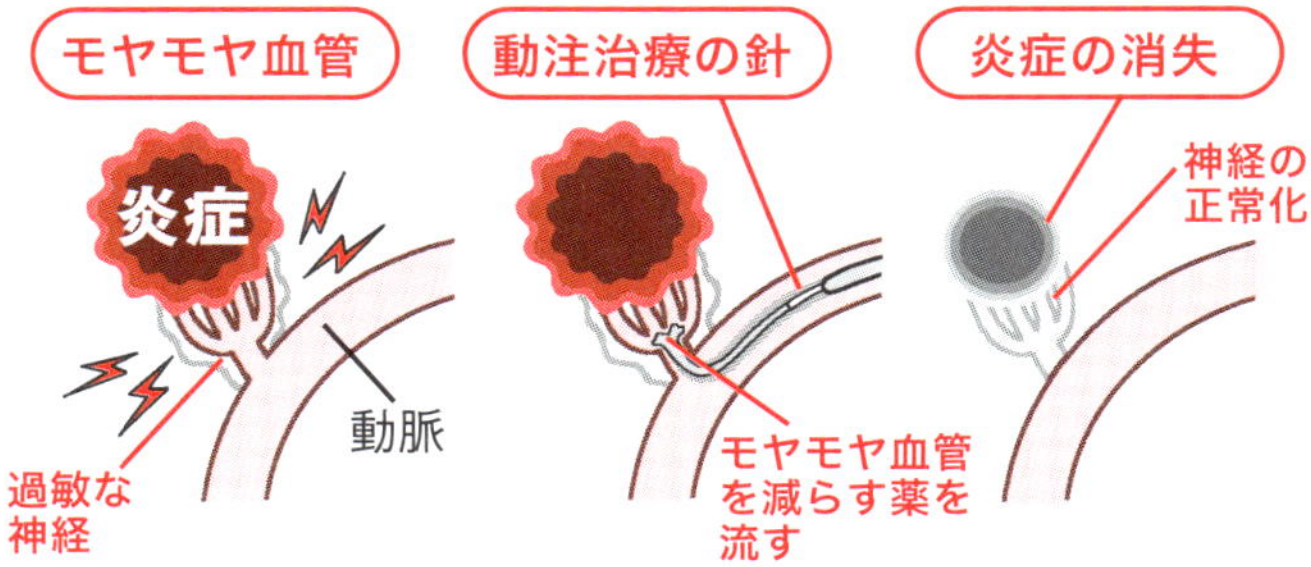

ます。

このようにして従来の注射の方法（痛みの出ている患部に直接針を刺す）とは異なる方法で行なうことで、非常に優れた効果を発揮する治療となります。

では、動注治療にはどんな特徴があるのでしょうか？

動注治療の特徴その① 高い安全性

動注治療で流す薬は正常な血管には害を及ぼしません。モヤモヤ血管のみに働きかけてそれらを減らしてくれるため、非常に安全に施術を行なうことができます。

この薬は、**チエナム**という商品名の昔からある抗生物質で、すでにたくさんの方が受けている実績があります。アレルギーが起こりにくく、これまでに1万5000人以上が動注治療を受けていますが、大きな副作用は認められていません。

動注治療の特徴その② 広い範囲を一度に治療できる

例えば、指の痛みで困っている人でも、複数の指が痛むケースがあります。

特にヘバーデン結節の場合は、親指以外の４本が全部痛いという方も多いようです。

こういった場合も、それら４本の指１本１本に注射をするのではなく、手前にある手首の血管から一度に薬を流すことで、すべての指を同時に治療することができます。

動注治療の特徴その③　肩こりにも効果的

動注治療は肩こりにも効果的です。

これまで肩こりの治療といえば、マッサージに行くか、自分でストレッチをするか、あるいはがまんするなどしか方法がなかったと思います。

しかし最近になって肩こりの強い症状を持っている人は、異常なモヤモヤ血管と神経が筋膜や肋骨の表面に増えていることがわかってきました。

私たちが肩こりで悩んでいる１３００人以上の方にこの治療を行なった結果、痛みだけでなく強いコリや張りが軽減されることが患者さんの声をもとにした調査にて判明しました。最近では日本肩関節学会において、この肩こりに対する動注治療が効果的だという発表をしました。

動注治療の特徴その④ 少ない回数で根本的に治す

動注治療の効果は一時的なものではなく、平均して2回ほど受けていただくことで、根本的に長引く痛みを抑えてくれます。そのため、定期的な通院の必要はありません。また、治療後に日常生活の制限がまったくないので、治療当日に仕事もできますし、お風呂に入ることもできます。オフィスワーカーの方であれば、仕事の休憩中に治療を受けて午後に仕事を再開し、帰宅してからも普段通り生活することができます。

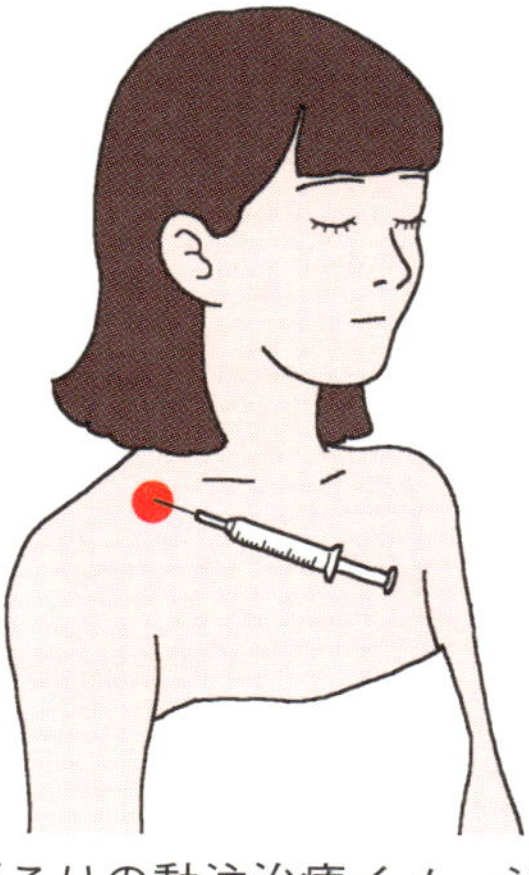

肩こりの動注治療イメージ

体験談

手の動注治療を受けた患者さん（55歳女性・サロン経営）

痛みがあるのは1年前からです。

左手の中指、薬指、小指に痛みがありました。隣り合う指同士が触れるだけで痛く（摩擦が痛い）、食器を洗えない、食器を片づけられない、ストッキングをまくり上げることができない、など生活に支障をきたしていました。

仕事でPCをよく使うのですが、中指の痛みでキーボードをうまく打つことができず、仕事をするのが億劫になっていました。髪の毛を洗うことすら痛く、右手だけで反対側も洗っていました。

病院にも行ってみたのですが、お医者さんに「治りません」とはっきり言われて、何年がまんすればいいのかもわからず途方に暮れていました。そんなときにオクノクリニックを勧めてくれる知人がいて、クリニックを訪ねてみました。

初めての動注治療の際は、薬が流れた場所が数分間熱くなったのを覚えていますが、それほどつらくありませんでした。

2週間くらいしたら左手の指先の痛みがなくなり、食器を片づけたり、ストッキングをまくり上げることもできるようになりました。また久しぶりに両手でシャンプーができました。あまり感傷的になる性格ではなかったのですが、シャワーを浴びながら嬉しくて泣いてしまいました。

1カ月後に2回目の動注を受けました。2回目の動注後は、さらに改善しています。ずっとできなかった台所の洗い物もできるようになりました。

痛みが発生してから2年ほど経過していますが、変形の進行もなく、痛みもぶり返していないので本当に感謝しています。

重度のモヤモヤ血管にはカテーテル治療

モヤモヤ血管の治療法のうち、もう1つのカテーテル治療はどういうときに行なわれるのでしょうか。**カテーテル治療の対象となるのは、①モヤモヤ血管が体の深いところに位置している場合、②炎症が非常に強くしぶとい場合、の2つが挙げられます。**

例えば手首の動脈は皮膚の表面から1～2ミリという非常に浅いところにあります。そういうところは体の表面から針を刺すことが容易です。しかし腰、股関節、首のような部位は4～5センチと深いところにあるため、体の表面から刺すことはほぼ不可能になります。そのような場合にはカテーテル治療という最新の治療を行なうことになります。

カテーテル治療では太さが0・6ミリの極細で長さ1メートル以上の柔らかいチューブを使って、手首や足のつけ根からチューブを入れて、腰や肩などの炎症がある場所まで血管の中を進めます。カテーテルは非常に柔らかい素材のため、血管を傷つける心配はありません。

また、たとえ患部が体の浅いところにあっても、炎症が非常に強い場合には、カテーテルでピンポイントに患部に近づいて、モヤモヤ血管を減らす方法が望ましいです。例えば五十肩やテニス肘であれば、手首の血管から細いチューブで患部のすぐ近くまで進めて特殊な粒子を流すことで痛みの炎症を治療します。

このカテーテル治療は、日本でも今後は保険診療として認可されることが見込まれています。先にも述べたように、すでに海外の一部の国(アメリカやドイツなど)では保険適用になっていますので、私たちはこの治療が日本でも保険で認可され、負担が少なく日本の方にも受けていただくことを目指して現在治験の準備をしております。

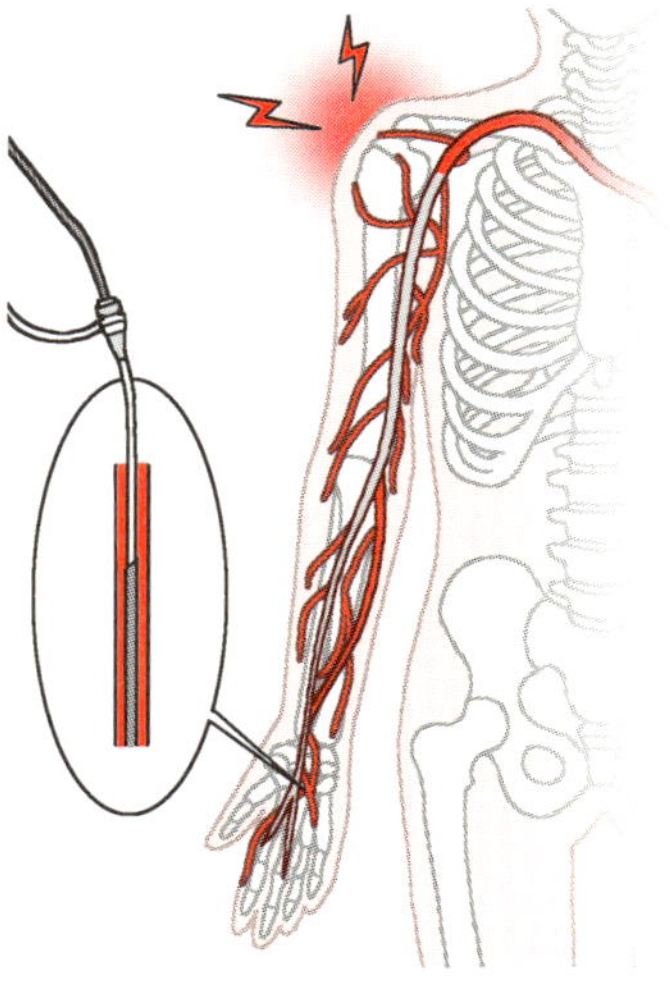

五十肩のカテーテル治療イメージ

体験談

カテーテル治療を受けた五十肩の患者さん（50代女性・会社員）

子育ても一段落したので健康を考えて、大好きなバレエを再開しようとしていたところ、約1年前から肩の痛みが発生しました。

夜寝ているとき、肩に激痛が走りました。はじめは「寝違えたのかな」と思ったのですが、日が経つごとに痛みが強くなり、夜寝ていても痛みで起きるようになりました。右脇の後ろが痛くてスーパーの駐車場で駐車券を取ることも、お風呂掃除やカボチャのような硬い野菜を包丁で切ったりすることもできなくなりました。

初めて経験する激痛だったので整形外科を受診しレントゲン検査を受けましたが、異常は見あたらないと医師に言われました。五十肩（肩関節周囲炎）と診断され3カ月間にわたりステロイド注射を5回ほど行ないました。痛みは注射後の2～3日は改善しますが、再び痛みがぶり返してしまいます。

お医者さんには「放っておいたら2年くらいで治ります」と言われましたが、痛みで眠れなくなってから1年が経つ頃で、そんなに待てないと思い、何かいい治療法はないかとYouTube動画を見ていたとき、オクノクリニックの五十肩に関する動画を見つけて通院することにしました。

最初の治療後、すぐに肩の軽さを感じました。スーパーの駐車場で腕を伸ばして駐車券を取る動作をしても激痛が走ることはなくなり、夜も眠れるようになりました。

カテーテル治療時も痛みを感じることはなく、先生が声をかけてくれたので安心して治療が受けられました。健康診断の内視鏡検査のほうがつらいくらいでした。自分のQOLを高めるためにカテーテル治療を早く受けてよかったと思います。念願だったバレエの初心者コースも再開できました。

第6章

長引くつらい痛みを生み出す生活習慣をチェック！（遠藤）

寝心地の良すぎる寝具は禁！

睡眠中、まったく動かないでいると、翌朝起きる頃にはファシアがむくんでガチガチになってしまいます。**肩こりを予防したいなら、寝返りを打たずにはいられない少し硬めの寝具のほうがお勧め**です。

寝返りを打つことは、血液循環や筋肉の健康、圧力軽減、快適な睡眠のために非常に重要なのです。疲れて深く眠ったときや睡眠薬を使用しての睡眠は、寝返りが制限されることもありますので注意が必要です。

寝返りを打たないで朝を迎えると、筋肉のむくみやこわばりによって、寝違えやぎっくり腰などを起こしやすくなります。良質な睡眠を確保することは非常に重要です。

睡眠時の適切な寝返りの回数は個人によって異なりますが、寝返りは自然な反射的な動作であり、体の不快感や圧力を軽減するために行なわれます。寝返りの回数に明確な目安はありませんが、**一晩で数回から十数回の寝返りが一般的な範囲です**。

寝返りの回数は個人の快適さや体の状態によって異なりますが、枕の高さ、布団の硬さ、沈みこみなど、寝る前に衣類や布団で寝返りが打ちづらくなっていないか、寝返りの練習をしてから寝るのもいいでしょう。

適切な睡眠時間は個人によって異なりますが、一般的には7〜8時間が推奨されています。快適な寝室環境を整え、規則正しい睡眠スケジュールを確立しましょう。

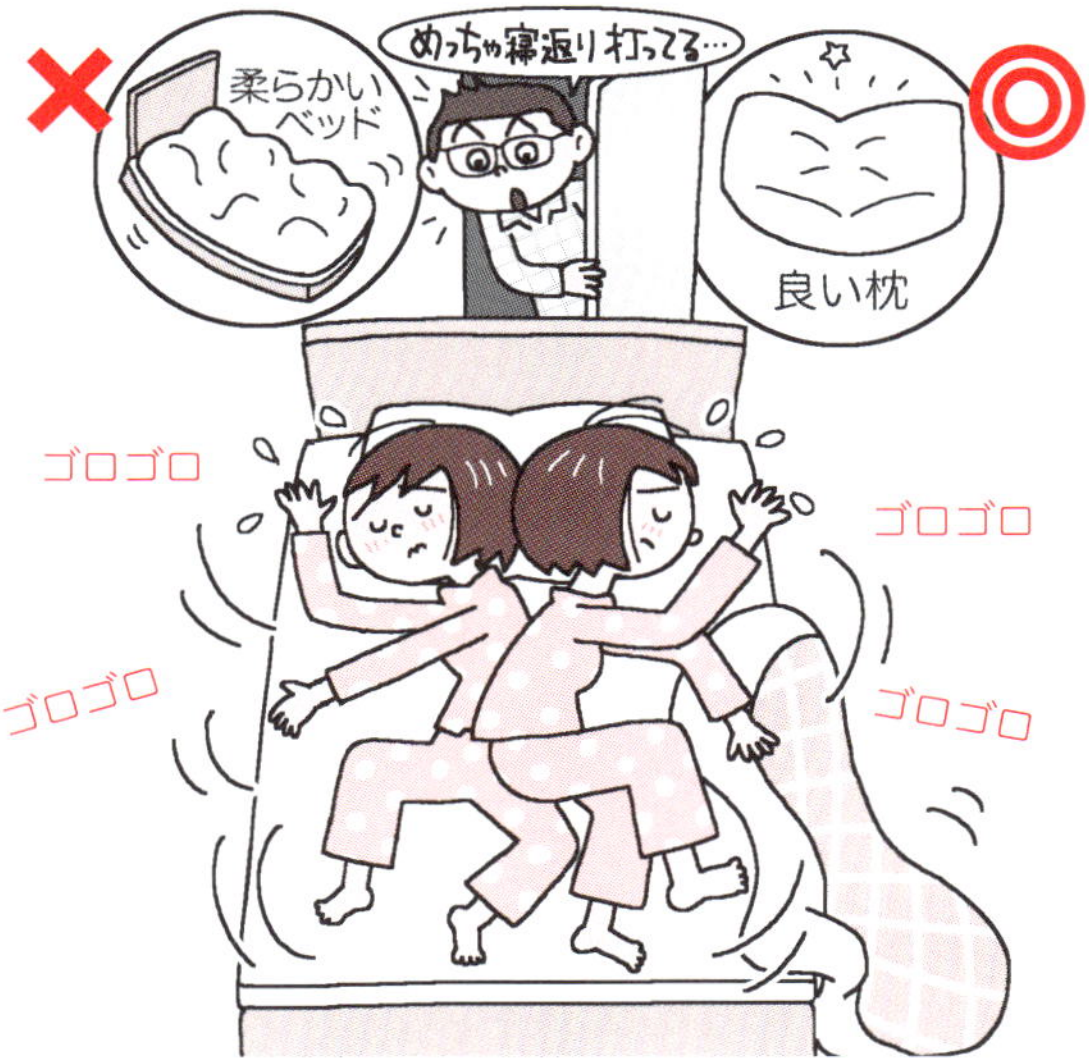

薬の服用についての注意点

複数の薬を服用している場合は、医師や薬剤師と相談しながら薬を飲むようにしましょう。多くの薬を使用することで思わぬ相互作用が出現することがあるからです。

痛み止めは、痛みが強くなる前に服用するのが効果的です。痛みは体に起きた炎症を脳に伝えるサインですから、このサインを無視すると鎮痛薬が効きにくくなる可能性があります。また、痛み止めを頻繁に飲むと、「**薬物乱用頭痛**」と呼ばれる頭痛がひどくなり、さらに鎮痛剤を服用するといった悪循環に陥る可能性があります。

症状が完全にとれなくても、ある程度落ち着いている場合は、お薬を減らすことも医師に相談しましょう。

うつと痛みの関係

しかし、それらのバランスが崩れると、**脳内の幸せホルモン**と呼ばれる**セロトニン**の量が減少して抑うつ傾向になります。

実は脳内のセロトニンは痛みをコントロールする作用も担っていて、**セロトニンが減少すると痛みを感じやすい体となってしまいます**。

『幸福論』で知られる哲学者アラン（本名：エミール＝オーギュスト・シャルティエ）の言葉に、「**悲観主義は気分に属し、楽観主義は意志に属する**」というのがあります。

痛みがなぜ起こっているかを理解して、安心することで痛みは軽くなっていきます。

老後の生活と痛み

老後という言葉がありますが、平均寿命が長くなり、老後というにはあまりに長くなってしまいました。1960年の平均寿命は男性65・32歳、女性70・19歳。当時の企業の定年は55歳でしたが、現在では男性81・14歳、女性87・09歳で（令和5年簡易生命表より）、定年は65歳が多く、70歳までの継続雇用も企業に義務づけられています。いまや90代の方は珍しくなく、世界で最も長寿の方は122歳まで生きました。

親から扶養を受けている時期が約20年、社会に出て自立した時期が約40年、老後が約25年と考えると、老後は第2の人生といえます。「**老後はのんびりしたい**」と思っ**ていても、老後の25年、その日暮らしをしていると、健康状態の維持は困難になります**。老後を「第2の人生」と考えて積極的に人生設計を立てて過ごすことが大切です。75歳だからと痛みを放置し、健康意識が低ければ、75歳前後で自立度は低下してしまいます。老後を楽しく過ごすためにも痛みの原因を知り、対処することが必要です。

痛みについてのＦＡＱにお答えします

Ｑ：仕事中に、肩こりが急にひどくなったときはどうしたらいいですか？

Ａ：いったん休憩が大切です。

目を閉じて、ゆっくり深呼吸、そして**肩甲骨はがし運動**をして、水を飲むことです。

重症となる前（イライラがひどくなる前）に行ない、トイレ休憩をしましょう。

副交感神経が肩こりとイライラを抑えてくれます。決して、無理して続けないことが大切です。

Ｑ：深呼吸をすると、なぜ落ち着くのですか

Ａ：深呼吸をすると肺が広がり、肺に至る**迷走神経**（副交感神経）を刺激するので、落ち着いた気分を取り戻すことができます。

そのため、肩甲骨はがし運動をするときに深呼吸を併せて行なうと効果的です。

また、腸にも**迷走神経**は分布しており、冷たい水を飲むと刺激することができます。

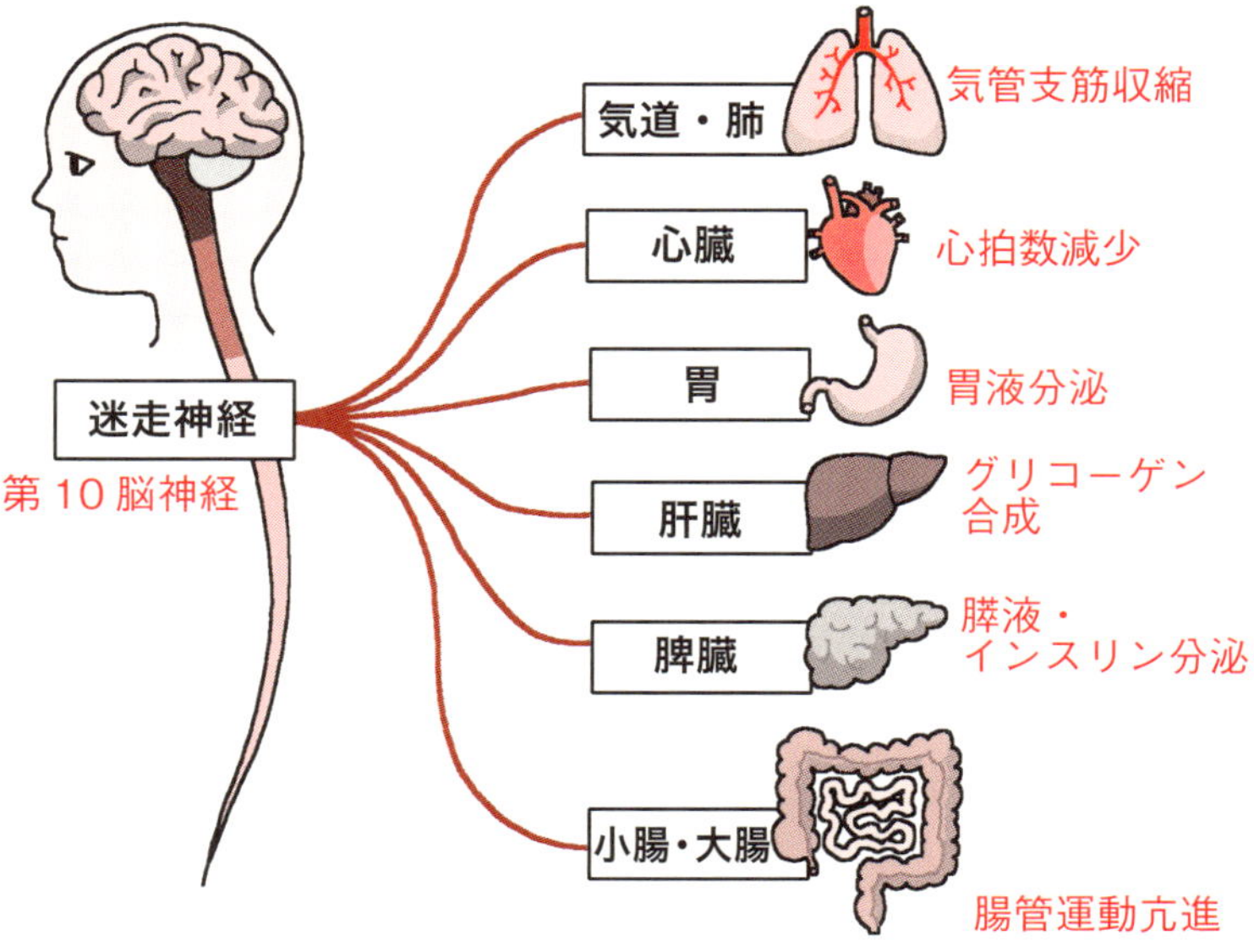

Q：頭痛が出たときの対処法を教えてください

A：頭をさすることです。

目を閉じて、頭から首の後ろを上から下まで、押し流してください。

こった首の筋肉のむくみを取ります。

Q：肩甲骨のまわりにツボがあるのですか

A：**ツボ**とは東洋医学の考え方で、ツボには多くの神経や血管が存在し、各種のツボを刺激することで体に存在するさまざまな痛みを抑えるシステムを活性化するとされています。特に肩甲骨周囲には多くのツボがあるそうです。

西洋医学の観点から見ると、肩甲骨の間には、脳や頸髄《けいずい》に通じている副神経、肩甲背神経が走行しています。神経の周囲には血管があり、筋肉の交差するところなどが刺激を受けやすい場所といえます。

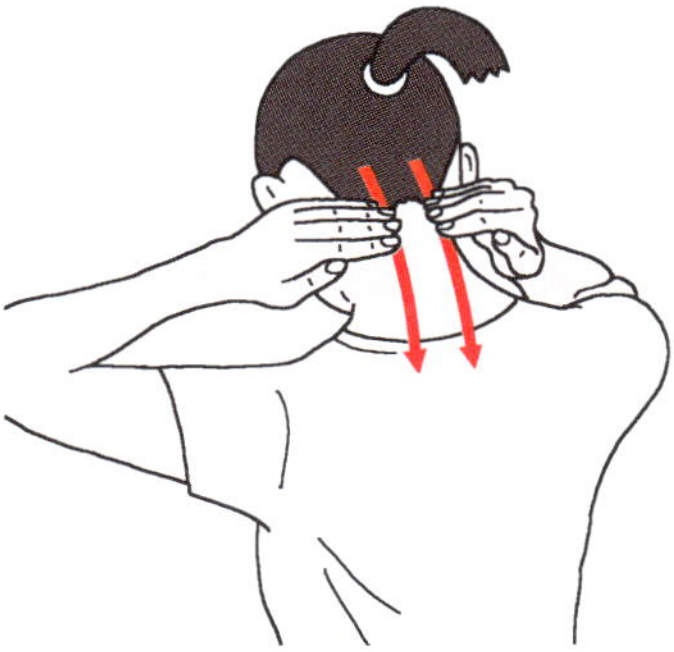

肩甲骨を動かすことで、それらの神経、血管をゆるめることができ、副交感神経の活動を高めることができます。

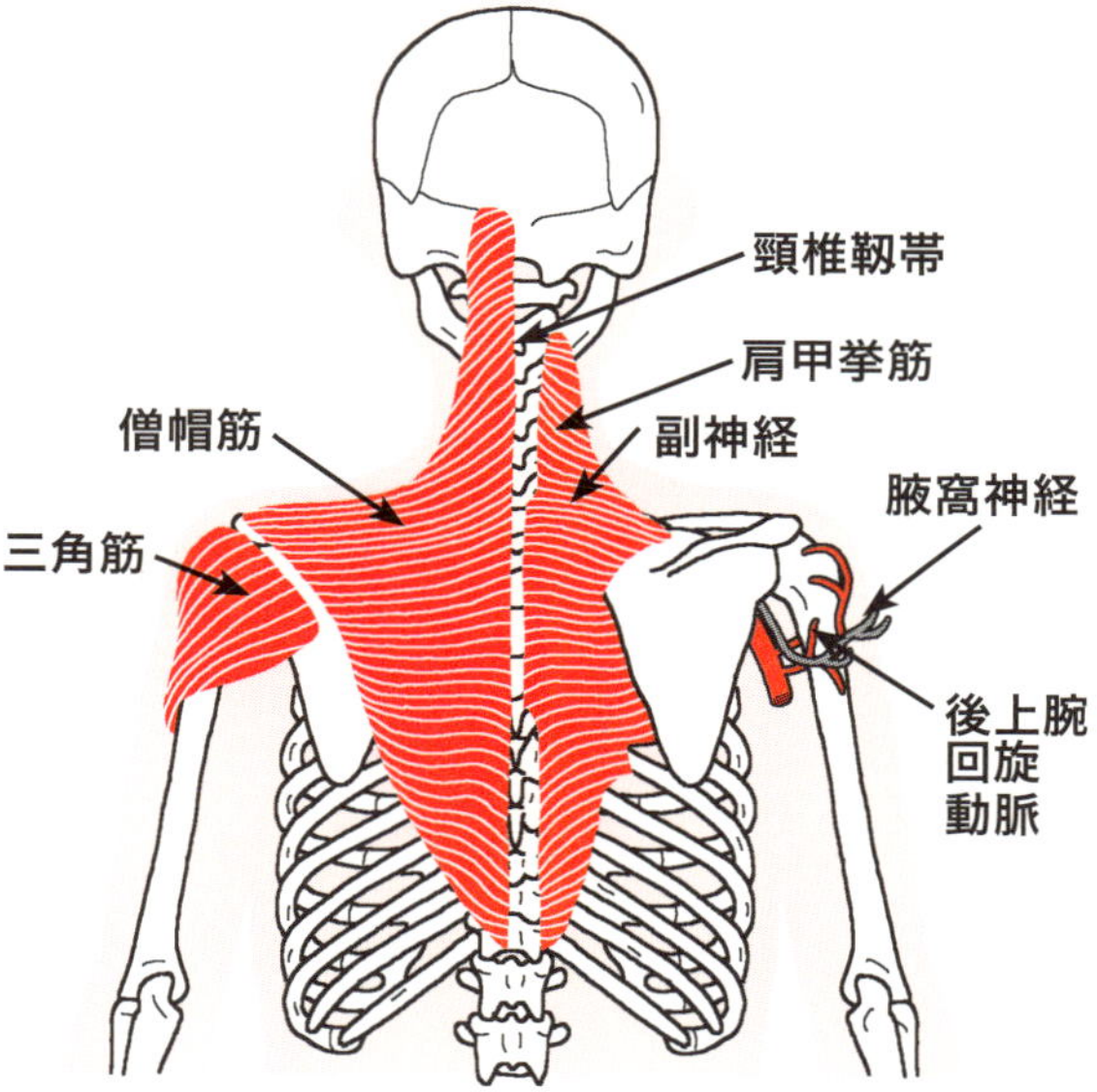

Ｑ：便通が不規則です

Ａ：**肩こり**が原因で腸の動きが悪くなることがあります。肩こりから、副交感神経の働きが弱くなって自律神経のバランスが悪くなるからです。**過敏性胃炎**、**過敏性腸症候群**、**便秘症**などがあります。

朝起きたときと寝る前に肩甲骨はがし運動をして、起床後に水分をとることも大切です。副交感神経の活動量を上げて腸の動きをよくしましょう。

Ｑ：枕はどのようなものがよいですか

Ａ：**高反発気味がお勧めです。**上を向いて寝ても、横を向いて寝ても、首や肩が痛くならないこと、そして寝返りが打ちやすいものがいいでしょう。

寝る瞬間に気持ちいいのと、一晩通して寝た場合に楽なものは別で、柔らかすぎると頭が沈みこんでしまって寝返りが打てなくなります。

寝返りを打つことで、体のむくみが少なくなるので、朝起きたときの体のコリやこわばりが少なくなります。

Q：首だけでなく、背中から腰にかけてもつらいのですが

A：脱水の可能性があります。水分を補給し、肩甲骨はがしの腕を前に回すことから行ないます。ファシアの水分が減少して、コリの範囲が僧帽筋から広背筋まで広がった状態ですので、ストレッチを体全体で行なうことが大切です。

Q：目がかすんだり、痛くなったりします

A：目を閉じて、深呼吸をしましょう。目の痛みは、しばしば脳幹にある三叉神経の第1枝領域の興奮で起こります。

肩こりが脳幹にある三叉神経核を刺激しているために、目や顎の痛みが発生します。目の上に手を当て横に流して、目のまわりの筋肉のむくみをとり、腰を伸ばして肩甲骨はがしで首回りの血流をよくしましょう。可能ならば立って歩くことが大切です。

Q：動いているものや、小さな文字を見ると目がかすみます

A：目の疲れ（眼球を動かす筋肉疲労）の可能性があります。ひどくなると瞼が痙《けい》攣《れん》することもあります。

とりあえず目を閉じて、目を休ませましょう。目が乾燥している場合は、点眼薬も有効です。首回りの筋肉を動かすことで、脳幹反射を促して眼球運動が改善されます。

三叉神経と外眼筋

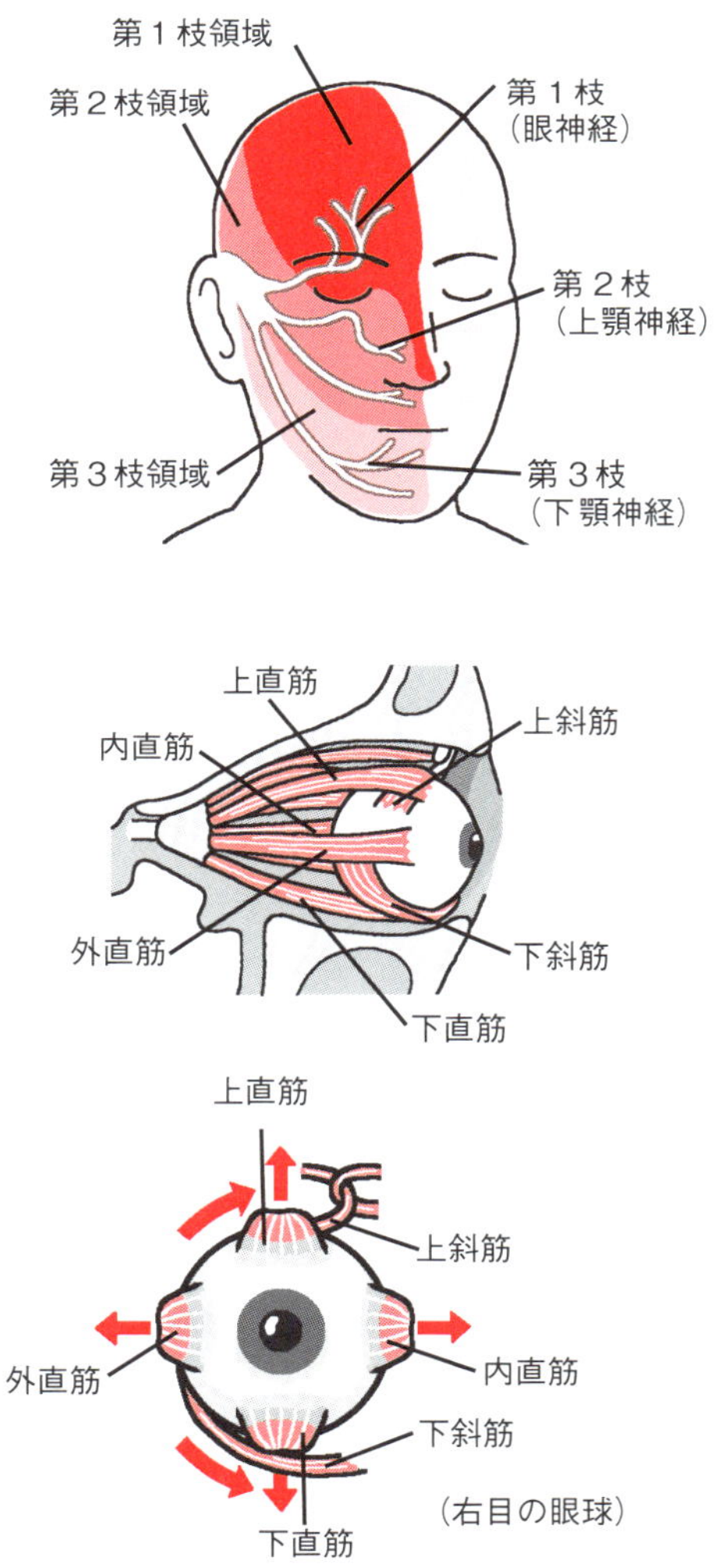

Q：起き上がるときに、頭痛やめまいがします

A：急にパッと起き上がるのはよくありません。

顎を突き出さずに引いて、頭と体を一緒に横からゆっくり起き上がりましょう。三半規管の傾きを整え、首の筋肉に負担をかけないようにします。

自律神経のバランスが崩れていると、脳の血管反射が遅れて脳貧血になります。

起き上がったら、ゆっくりと深呼吸をして水を飲んで、肩甲骨はがし運動をしましょう。

耳の構造

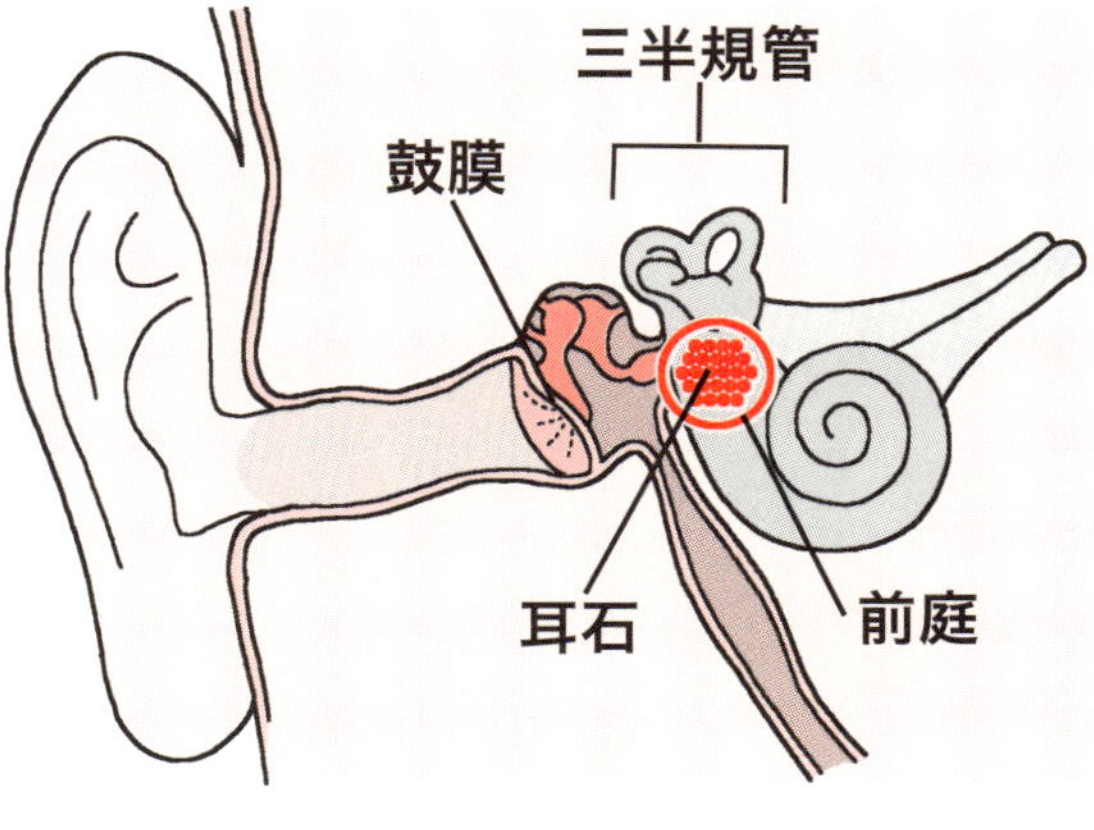

Q：胸が痛みますが、医者からは異常がないと言われます

A：心臓に異常がない場合でも肩がこると、心臓のあたりが痛くなることがあります。また、肋間神経痛が発生することがあります。毎日の肩甲骨はがしが有効です。

肋骨と肋間神経

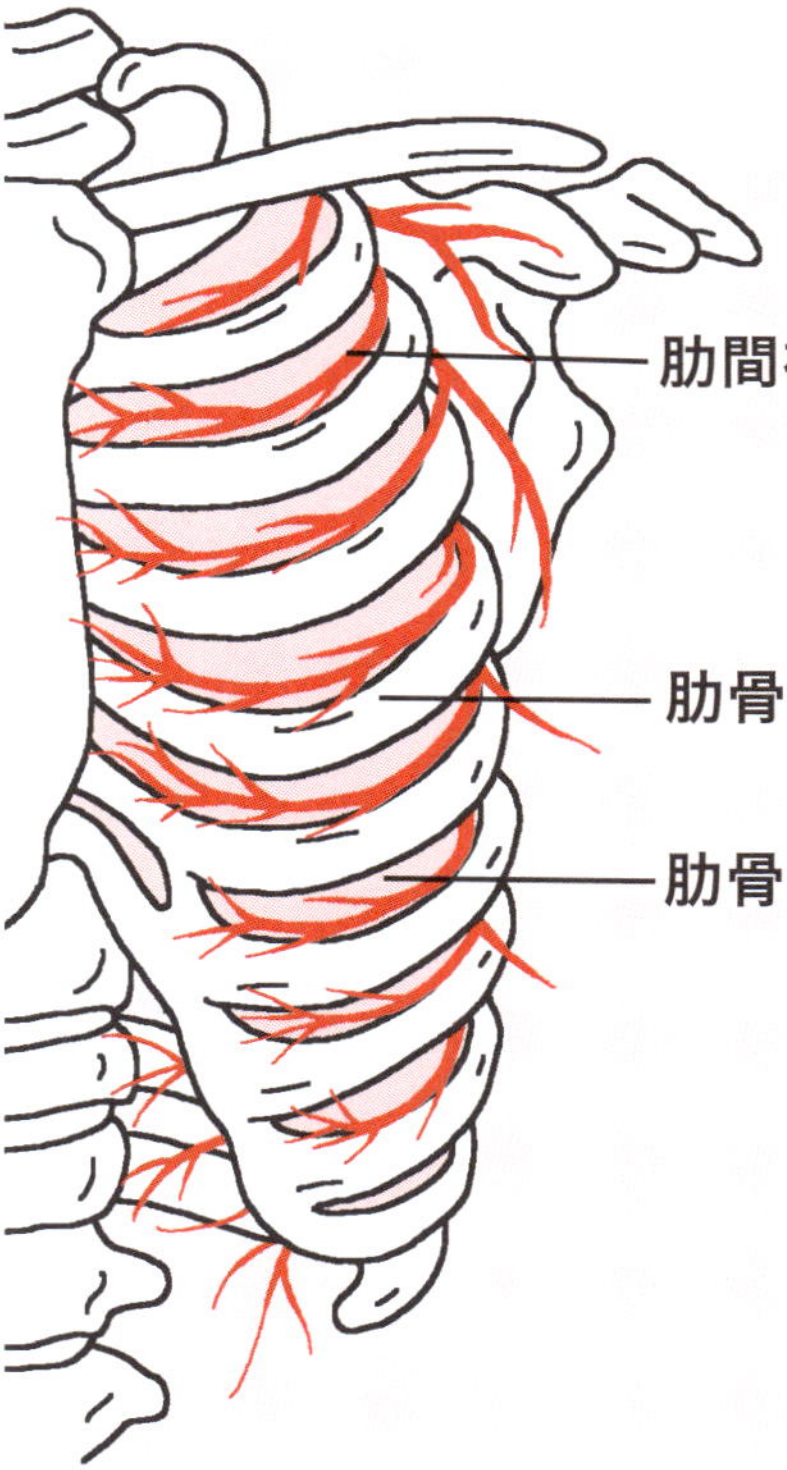

肋骨と肋骨の間にあるのが肋間神経

Q：寝ていても位置が定まらず肩がこります

A：寝ながらでもできるファシア体操を紹介します。

両手を頭の下に置いて肩の筋肉をゆるめる、ハンモックポジション（下写真参照）を30秒程度とります。そして腹式呼吸をします。

手、足全体をつけ根から動かします。寝返りを左右3回ずつ打つと、体が温まります。

ピアノなど刺激の少ない音楽や、落語などを聞きながら気持ちを鎮めるといいでしょう。

手足を動かしながら寝返りを打ちながら、自然に楽な位置を見つけていきます。

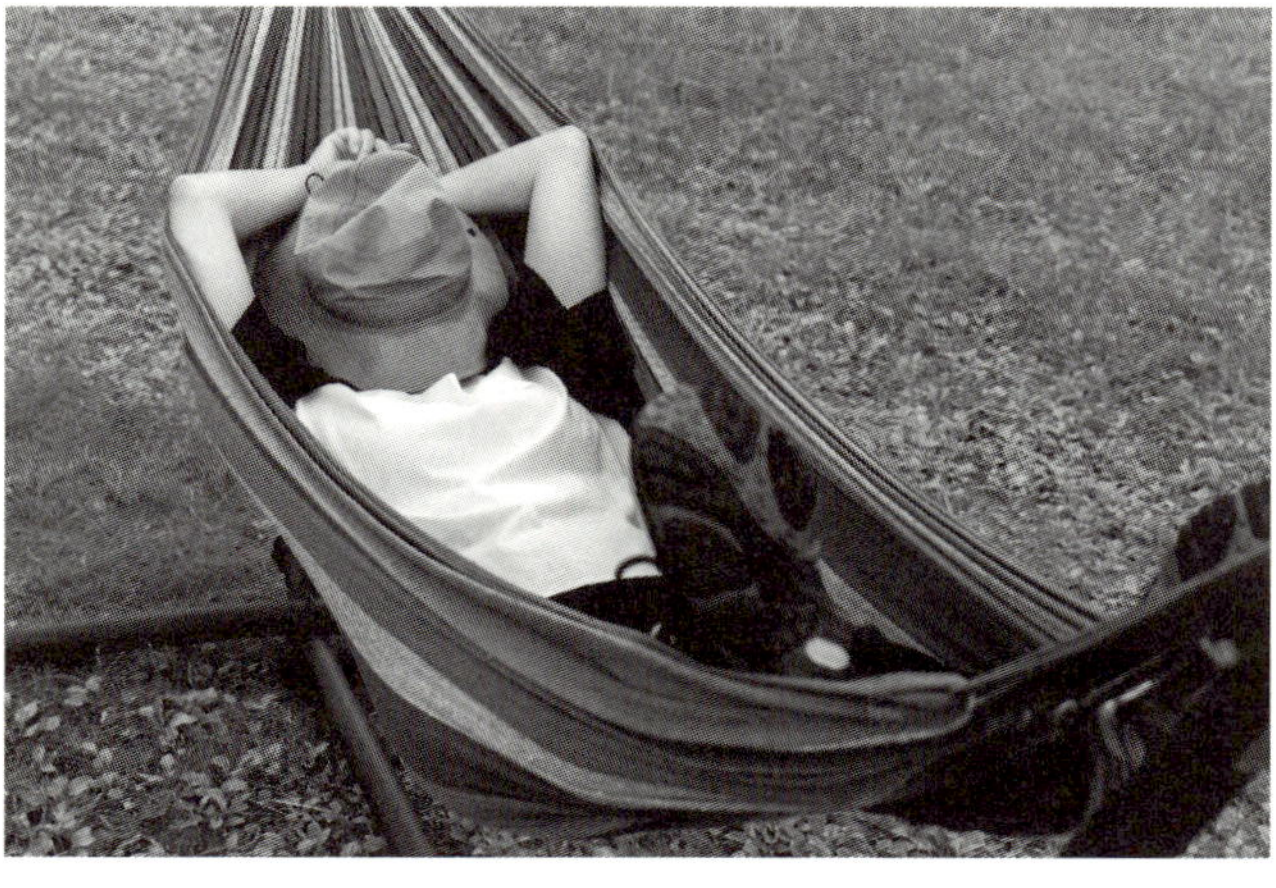

Q：やる気が出ないときの対処法について教えてください

A：よく寝て、いったんリセットしましょう。

ただし寝過ぎは禁物、睡眠時間は約6時間から8時間が適切です。寝過ぎは、体や脳がむくみ、また不規則な生活は自律神経のバランスを崩す原因になるからです。

起きたら軽い運動をすることで、筋肉から出るマイオカイン（筋肉から分泌されるホルモンやペプチドなどの物質の総称）がやる気を高めてくれます。体の状態から気持ちを刺激するといいでしょう。

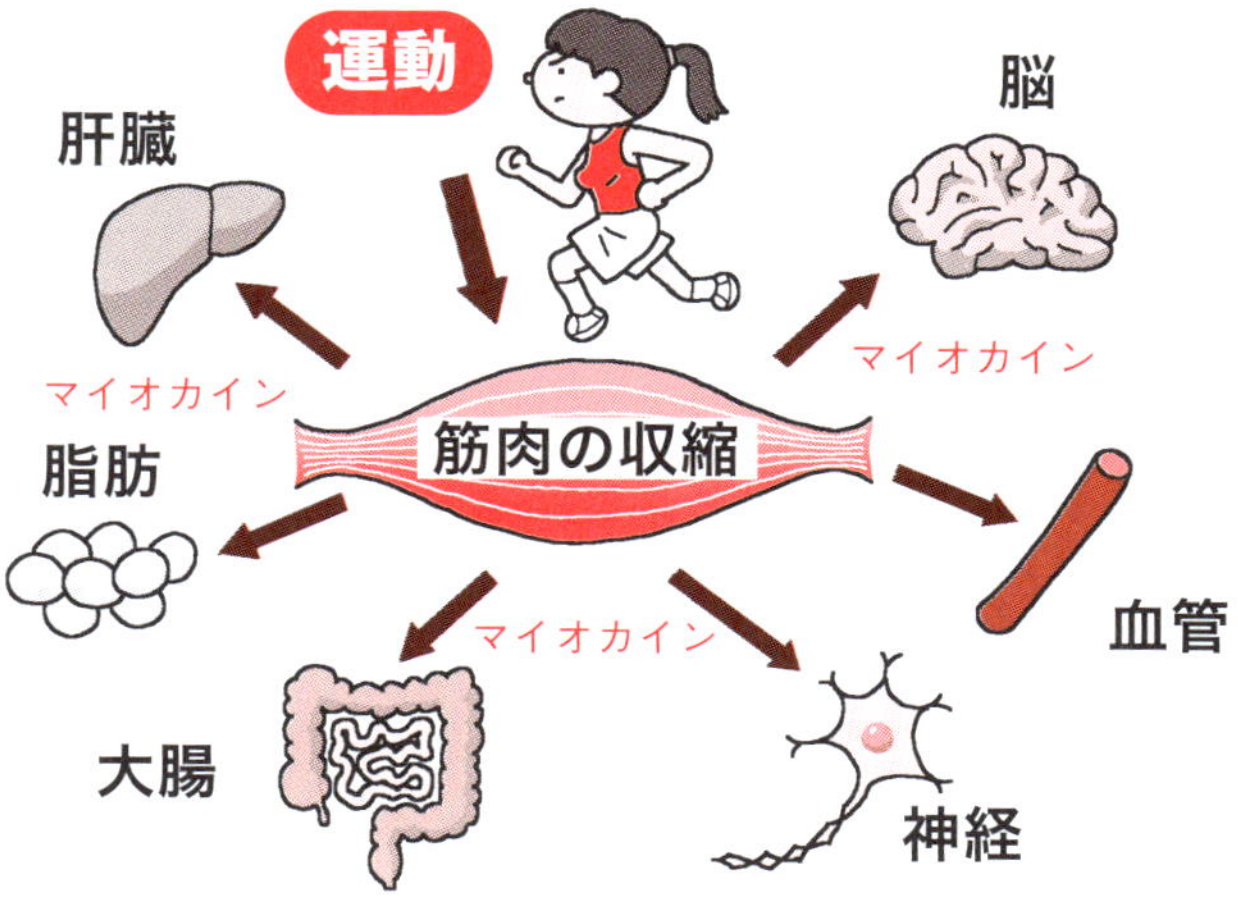

Q：スマートフォンを操作すると、首回りがこった感じがします

A：スマホをやめることができない場合は、スマホを持ったまま いったん目を閉じて、背筋を伸ばしながら肘を上に上げます。

深呼吸を2、3回するだけでかなり楽になりますよ。

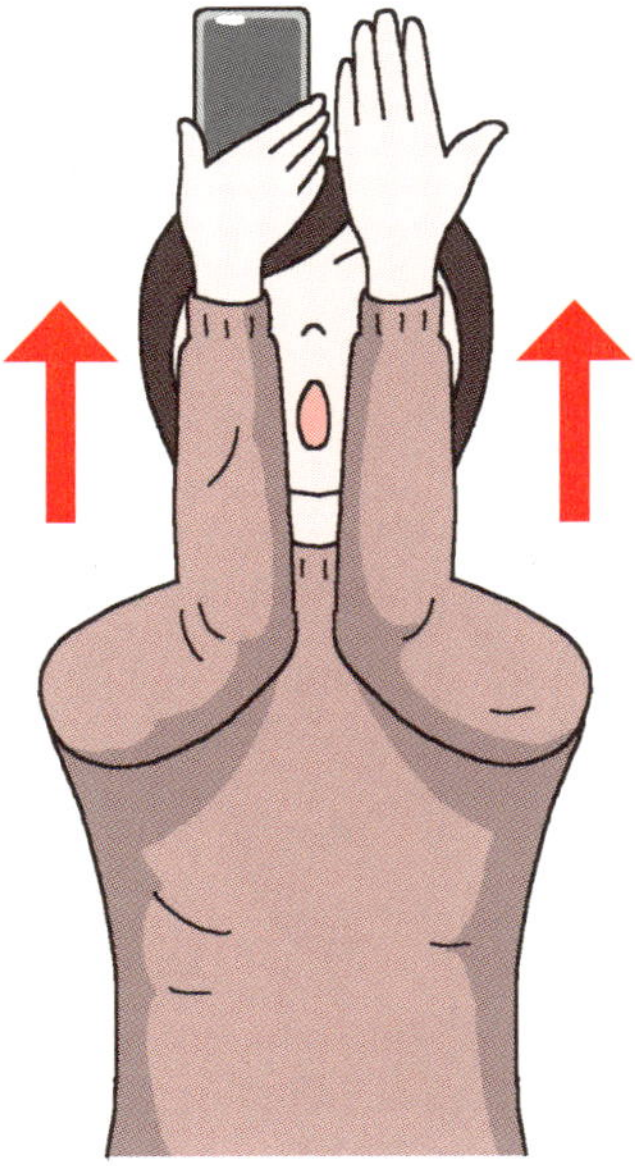

「肩甲骨はがし運動」のやり方

「肩甲骨はがし運動」は、肋骨から肩甲骨がメリメリッと剥がれる感覚が爽快です。立ってやっても座ってやってもＯＫ。デスクワークの合間などに行ないましょう。

肩甲骨はがし運動

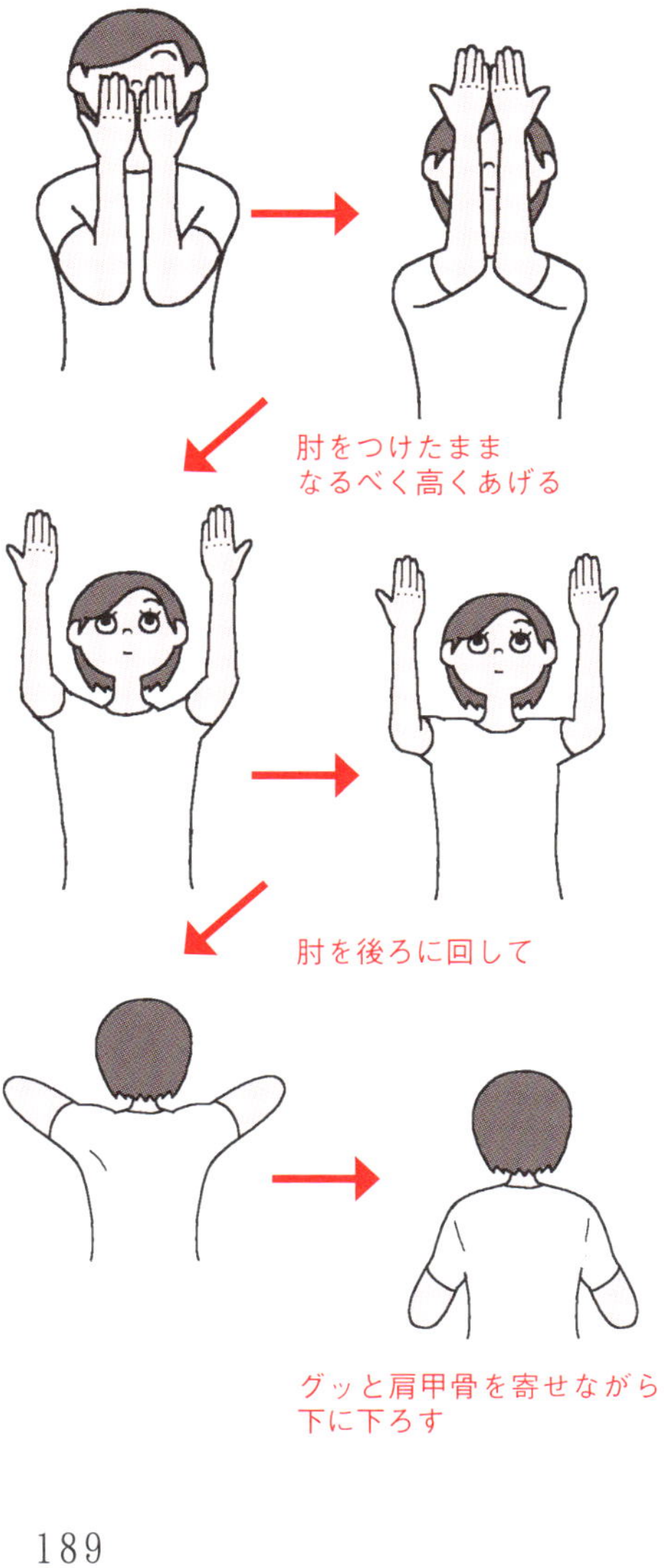
肘をつけたまま
なるべく高くあげる
肘を後ろに回して
グッと肩甲骨を寄せながら
下に下ろす

Q：顎の噛み合わせが気になりますが、歯科に行っても異常なしと言われます

A：肩こりから顎の噛み合わせが悪く、痛みを感じることがあります。脳から出る三叉神経の刺激症状で、肩こりで脳が興奮した状態になると、イライラと一緒に発生します。

Q：手先、足先が冷えて困ります

A：肩こりで、交感神経が興奮していると、手足が冷えやすくなります。特に更年期障害は自律神経のバランスを崩します。女性の場合は女性ホルモンのエストロゲンの減少によって自律神経が不安定になってしまいます。自律神経の乱れは、血管を収

三叉神経

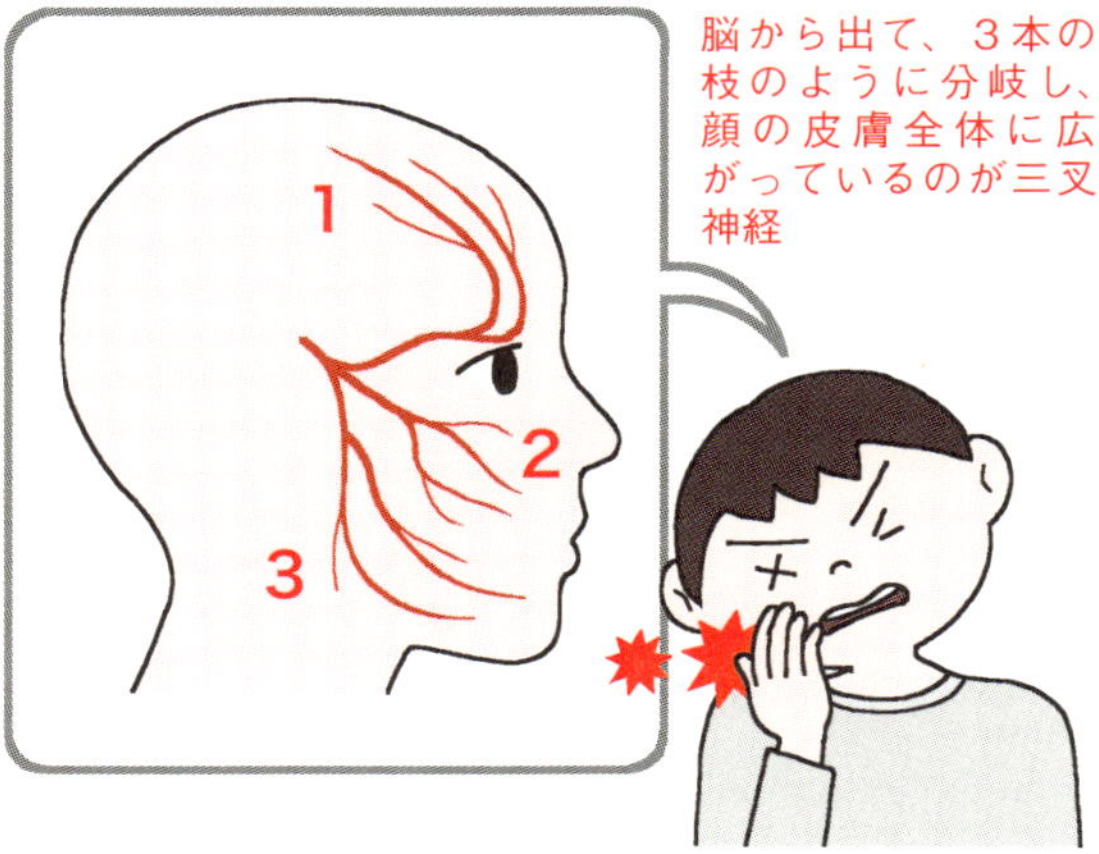

脳から出て、3本の枝のように分岐し、顔の皮膚全体に広がっているのが三叉神経

縮させてしまい、むくみと手足の冷えが発生します。

がんばっている人ほど要注意です。交感神経の亢進になりやすいからです。

Ｑ：肩こりにいい食事はありますか

Ａ：発酵食品、特に温かいものが肩こりにはいいでしょう。

腸内環境を整えると、自律神経のバランスが改善するため、肩こり対策に効果的です。

近年では、「腸は第２の脳である」と言われているように、食事を規則正しくしっかり取って腸内環境を整えることも大切です。

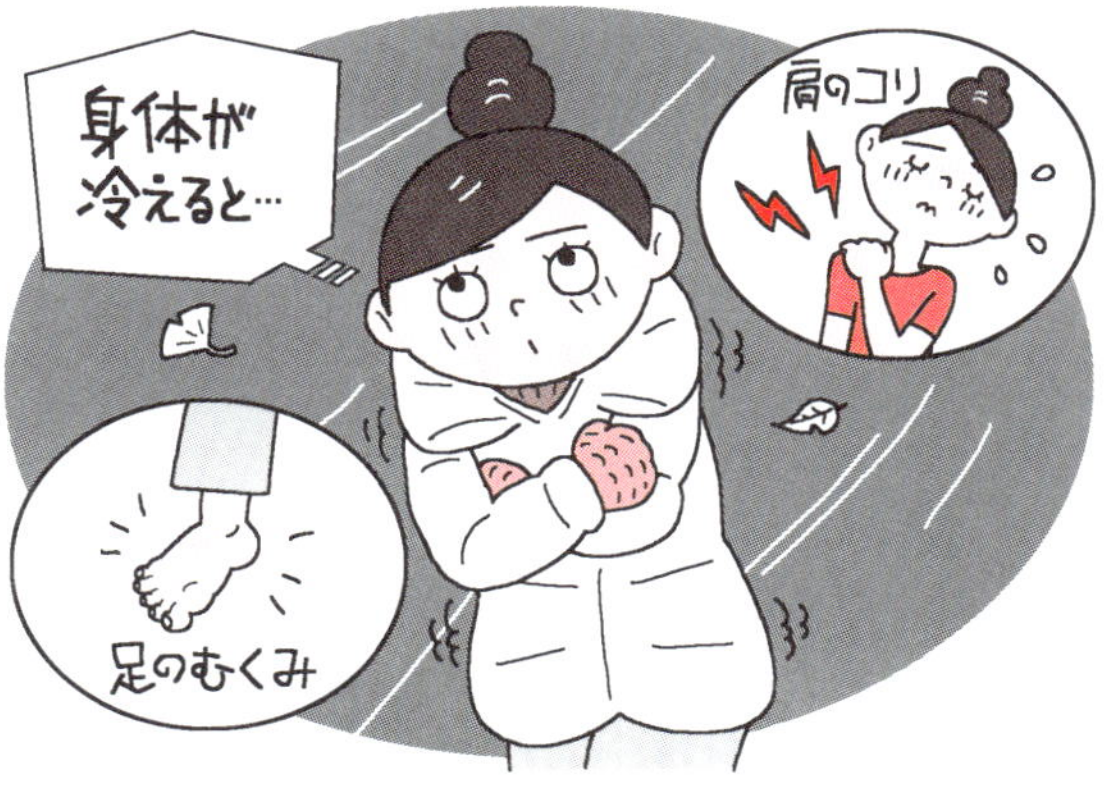

Q：ついつい食べ過ぎてしまいます

A：ストレスが原因で、食べ過ぎてしまうことがあります。無理して、絶食するとかえって自律神経のバランスを崩してしまいます。

できる範囲で規則正しい生活をして、運動を始めることが大切です。

Q：自分で実践して痛みを取ったほうがいい場合と、病院に行ったほうがいい場合の線引きはどこにあるのでしょうか

A：痛みのある部分に熱を感じたり、風呂に入って痛みが悪化するとき、寝ているときに痛みが出る場合、特に焼けるような感じの痛みの

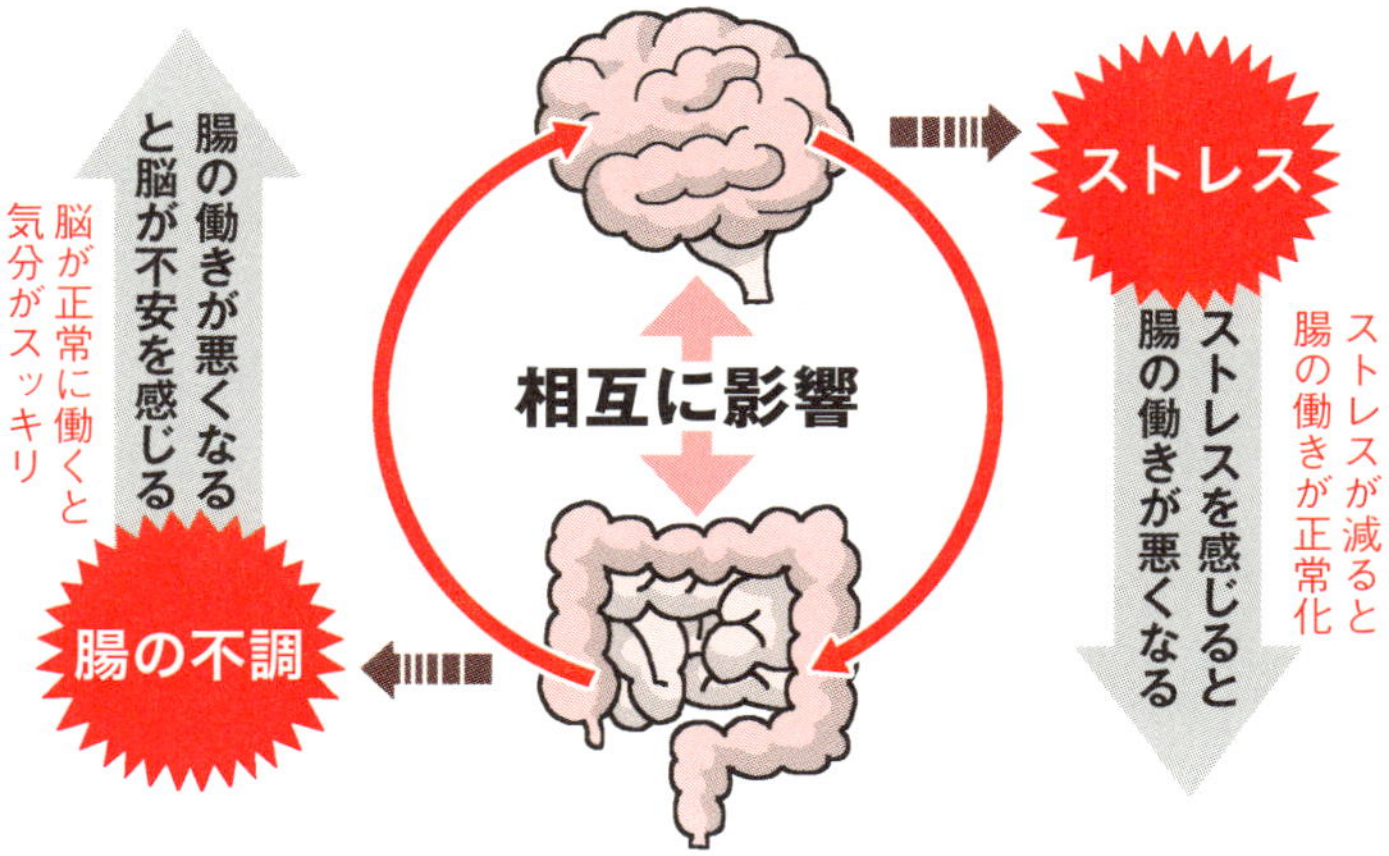

場合は、腫瘍や炎症を伴った病気が原因である痛みの可能性があります。３カ月以上痛みが継続するときは病院に行ったほうがいいでしょう。

Q：行ってはいけない整体院やマッサージ、セルフケアについて教えてください

A：あまり患者の話を聞かずに、マッサージを始める、あるいは強い力で筋肉を押したりすると、内出血が発生してその部分が硬結となってしまいます。セルフケアの場合も同様です。

Q：部屋が暑く感じます

A：体のほてりが、肩こりと関連することがあります。部屋が暑く感じるのに、手足が冷たいのが特徴です。

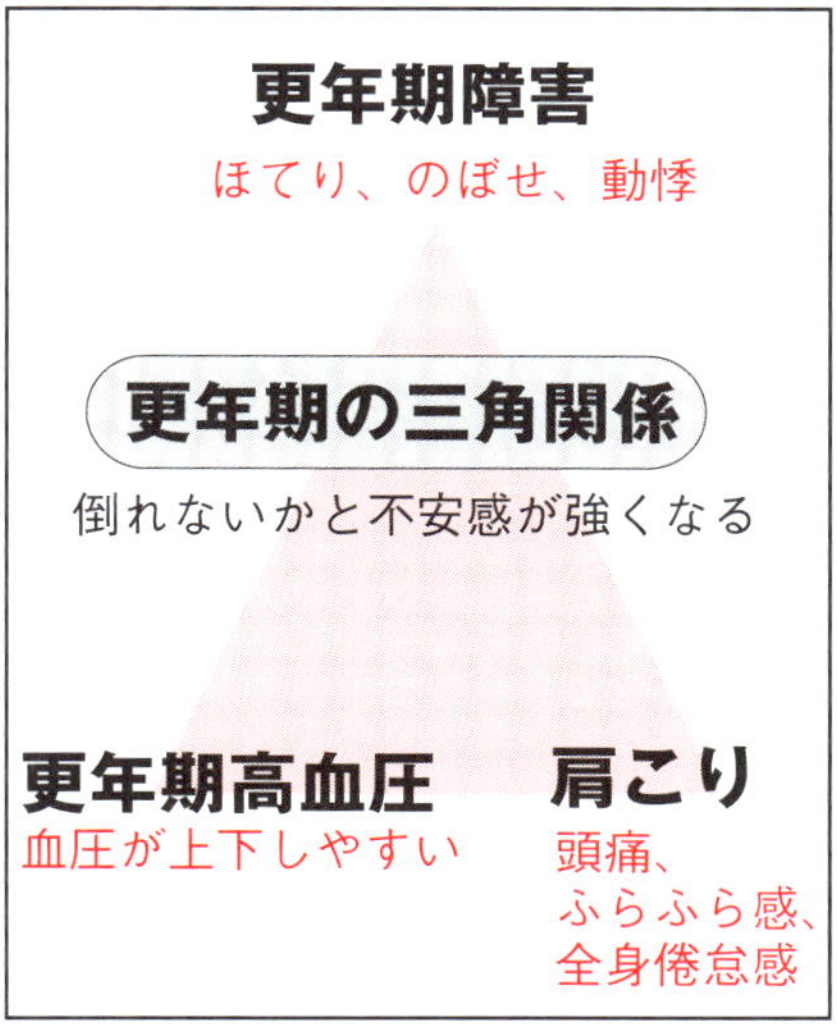

更年期障害や高血圧と重なるとつらくなります。水分を補給して、深呼吸して、副交感神経を元気にさせることが大切です。

Q：座っていると、足がむくみます

A：足を組むことは、態度が悪いと思われがちですが、足を組んで、組んだ足首を上下させ、ふくらはぎを伸ばすことは有効です。さらに、両手で包みこむようにして上から下にむくみを押し流すのもいいでしょう。それを交互の足で行ないます。

ふくらはぎの部分の筋肉の力が運動不足によって衰えるとむくみやすくなります。

ふくらはぎの筋肉はポンプの役割

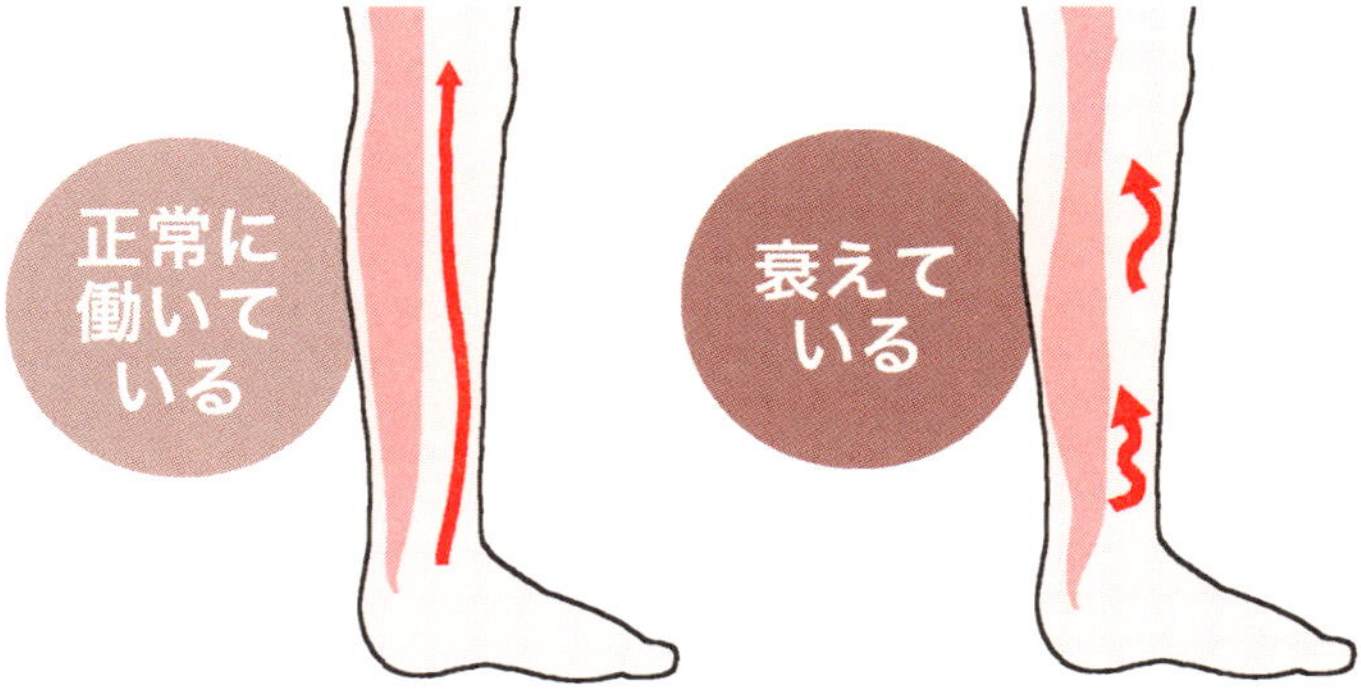

血液が心臓によく戻る

血液を心臓に戻す力が弱い
＝足にたまってむくむ

Q：何をしても、いつも、肩がこっています

Ａ：まずは、いったん寝ること。ただし寝過ぎはダメです。昼寝ならば１時間から１時間半程度、夜ならば６時間から８時間程度が適切でしょう。

イライラが原因で、肩こり↓イライラ↓肩こりの悪循環を断ち切ります。

栄養、睡眠、運動で、生活のリズムを整えます。歩くときは、肩甲骨を動かすように大きく腕を振ることもいいでしょう。

そしてリラックスのために楽しい会話の機会を作ることです。会話の内容はなんでもよく、天気や食べもの、健康のことなど、たわいもないやり取りの中で会話のリズムや声のトーン、音色を楽しみます。

無理する必要はまったくありません。何か親切にしてもらったとき、「ありがとう」というような短い会話からでも、いろいろな広がりがあるものです。

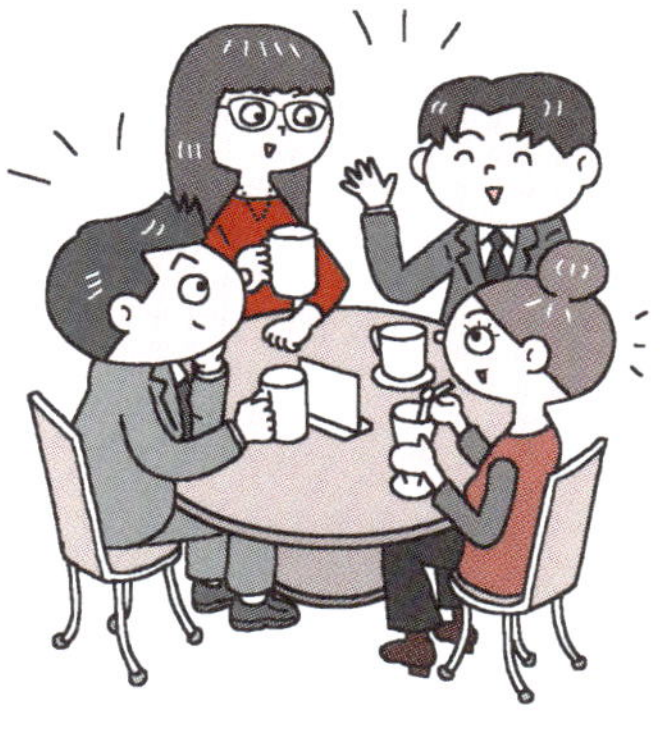

Q：マッサージをすると一時的には楽になるのですが、作業をするとまたこってきます

A：肩甲骨はがしなど、体の芯を動かす体操をしましょう。
マッサージは、表面の筋肉をほぐせますが、体の芯にあるコアマッスルをほぐすことができません。

Q：パソコン作業をしていたら、肩がこって、目が疲れて続けることができなくなることがあります

A：まずは、パソコンを閉じて深呼吸をしましょう。

席を立てるようならば、立って背伸びをします。立てないなら、骨盤から背中をそらせて、巻き肩を反り肩にします。

しばらく、目を閉じて脈がゆっくりするまで待ちま

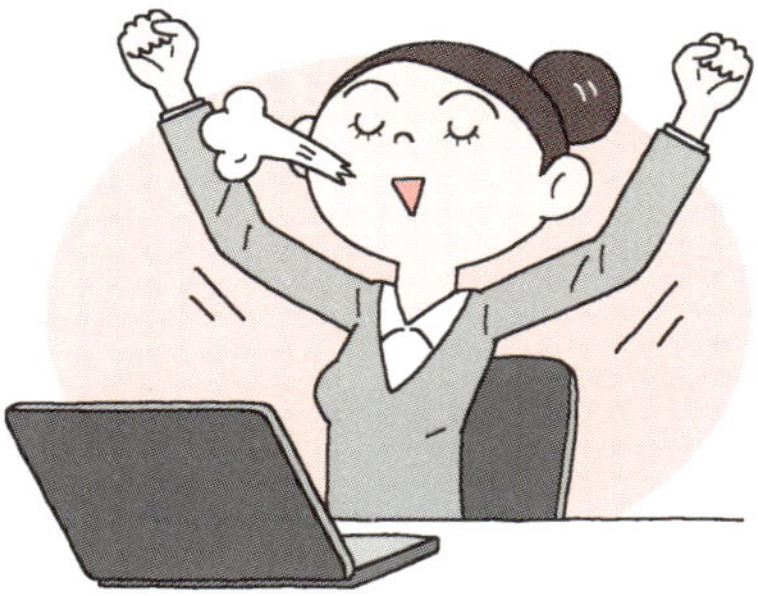

しょう。

椅子は、脚にキャスターがついていて、骨盤が動きやすいものがいいでしょう。

自律神経症状（寝不足、不規則な生活などが原因）やストレスが、痛みを強く感じさせてしまいます。

睡眠、運動、食事、そして楽しい会話が大切です。

続いて、パソコン作業で起きがちな痛みについて「押し流し」の方法を解説します。

首を下げると首と背中が痛いとき＝僧帽筋の押し流し

僧帽筋《そうぼうきん》は首や肩、背中全体に分布して首を支える役割を持つ筋肉です。首を下に曲げて痛みが生じる場合は、この僧帽筋のファシアがむくんでいます。
首を下に曲げてから左右どちらかに倒し、筋肉を伸ばした側の首から肩口にかけてのむくみを指を揃えて上から下に押し流します。反対側も同様に行ないましょう。

肩こりを楽にする効果もあります。そのまま上腕部の三角筋のコリも流せばさらに効果的です。

僧帽筋の押し流し

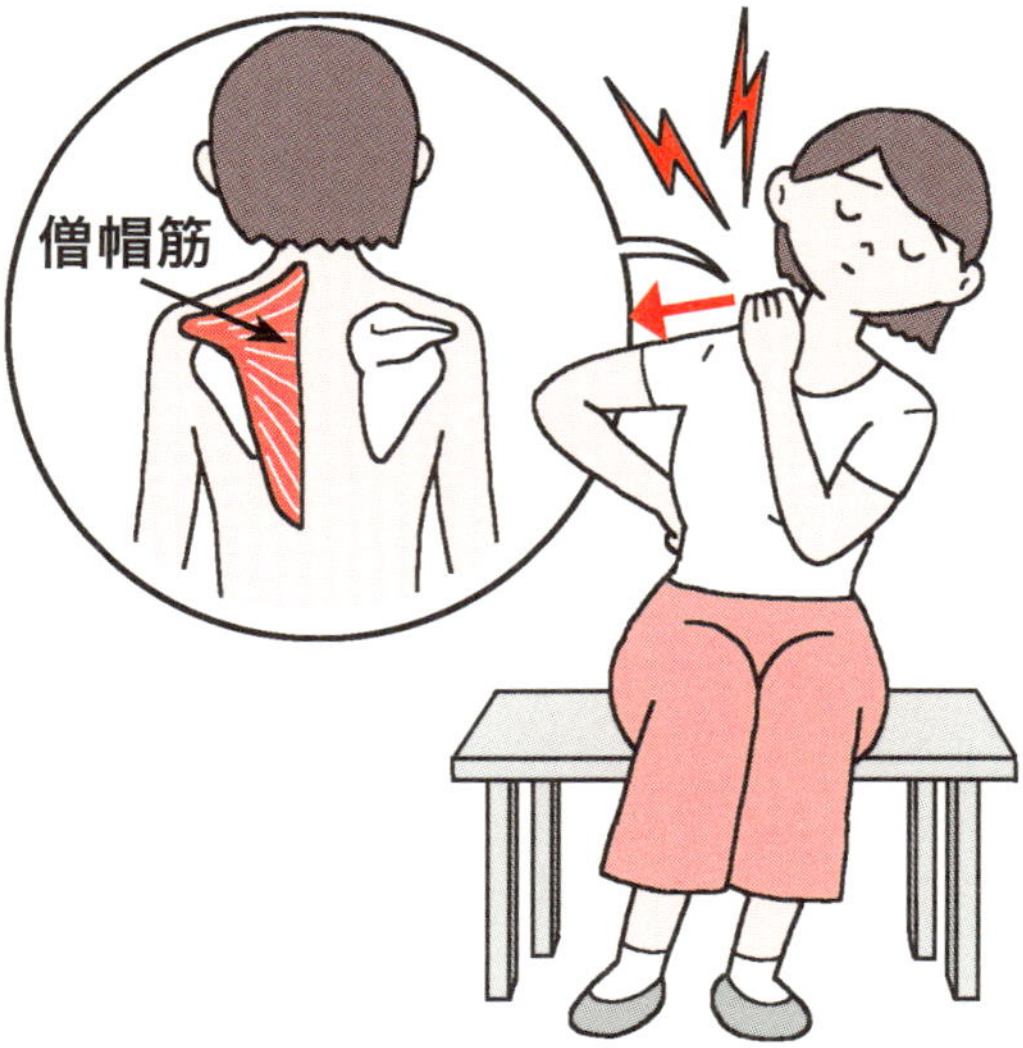

腕を上げると痛いとき＝棘上筋の押し流し

肩と背中の間にある棘上筋《きょくじょうきん》は、腕を上げるすべての動作に関係する筋肉です。腕を横に上げる動作をする際に痛みを感じる方は、この棘上筋のファシアにむくみが生じている可能性が高いでしょう。

手を壁につき、反対側の手で首のつけ根から腕のつけ根に向けてゆっくりとむくみを押し流し、ファシアをしっかりとゆるめていきましょう。

痛みがある側の手を壁につき痛みを感じるギリギリの高さにするのがポイントです。反対側の手の指を揃え、首のつけ根から腕のつけ根に向けて押し流します。

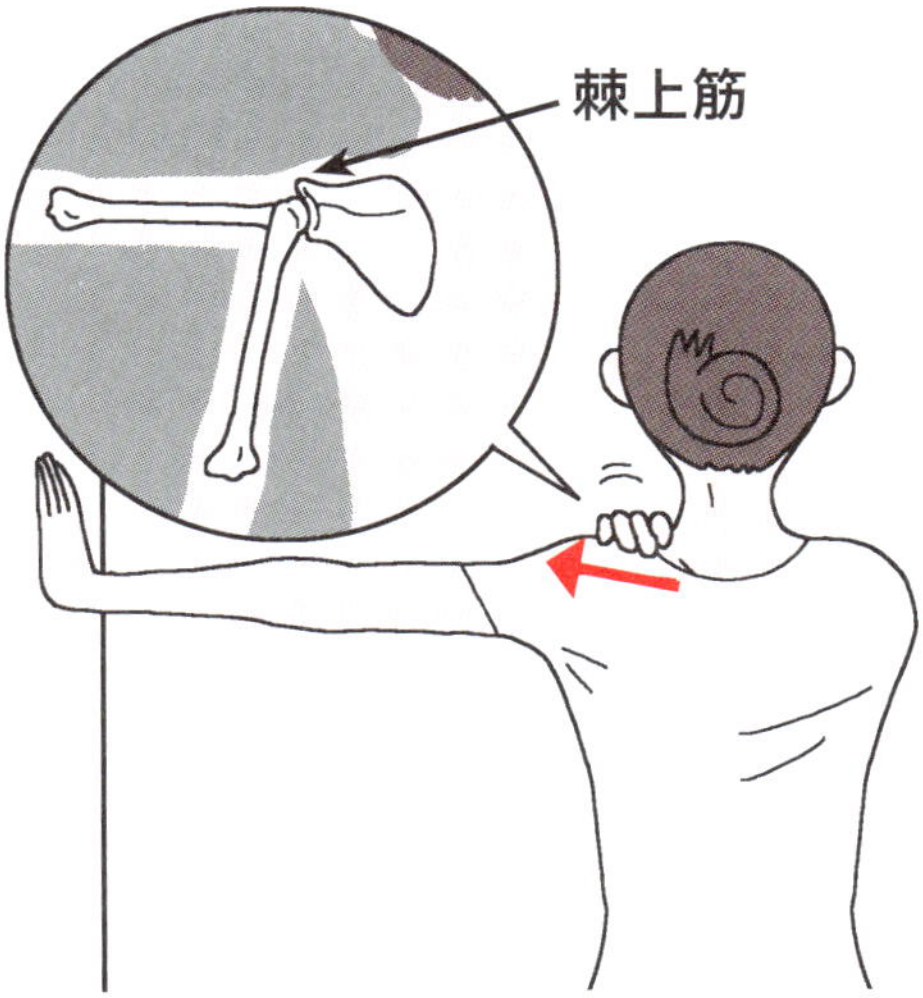

終章

「痛み」から解放される未来のために

（遠藤・奥野）

コロナワクチンの接種後に五十肩になる？

奥野　新型コロナウイルス（ＣＯＶＩＤ－19）が全世界でパンデミックを起こし、日本でも２０２０年４月に緊急事態宣言が発出され、私たちの生活が一変したことは、読者の方々もきっとご記憶のことでしょう。

翌２０２1年からメッセンジャーＲＮＡを使った新しいタイプのワクチンが開発され、医療従事者がまず接種し、「国内で1日に１００万回接種を達成しよう」という政府のかけ声のもと、多くの人が筋肉注射を左肩に受けることになりました。

しかしこの期間、ワクチンを接種したあとに左肩に強い痛みが生じて、五十肩のような状態になってしまう**ＳＩＲＶＡ**（シルバ。サーバとも呼ばれる）という病気が急増していたことをご存じでしょうか？　実際、私たちのような肩痛の専門家のところにはたくさんの患者さんが来院されました。

このＳＩＲＶＡという病名は、「**ワクチン接種に関連する肩の損傷**」という意味の英語（Shoulder Injury Related Vaccine Administration）という言葉の頭文字をとったものです。

ワクチンを打ったあとの2、3日間、少し肩が痛かったでしょう？　それが**2、3日にとどまらずどんどん痛みが増し、いわゆる五十肩の状態が治らずにそのまま続き、ワクチンがきっかけで五十肩が始まったという患者さんが、当時うちのクリニックに本当にたくさん押し寄せたんです。このことはメディアでは全然報道されていません。**

SIRVAという病気は、**ワクチンを接種したあとに免疫状態が異常に活性化されて、五十肩に近い状態になってしまうもの**です。

遠藤　最初はたまたま五十肩と重なったのかなと考えましたが、私が勤務する病院でも来院する方の数があまりにも多かったので、「やはりこれは偶然じゃない。モヤモヤ血管が原因ではないだろうか」と思いました。

奥野　それ以外、考えられません。しかし、ワクチンを接種した病院も、そして国もリスクを負いたくないので、本件についてまったく認める気配がありません。でも肩専門医の界隈で「シルバ」と呼ばれている病態の話は前から出ていて、「腕の上のほうに注射を打つとなりやすい」などといったことが囁かれていました。僕らも五十肩の患者さんにはたくさん接しているので、最初は簡単に治せると考えていたのですが、**通常の重度の五十肩の患者さんよりも非常にしぶとい炎症**だったのです。

患者さんは基本的には50代が中心ですが、一番若かった患者さんは18歳の女性でした。50代の人が五十肩になるのは、加齢で自然になったものとも考えられますが、18歳の若い子がなるはずがないので、その原因はもう明白です。

コロナワクチンの副作用については命に関わる事案、例えば血栓や心筋炎などはよく報道されていましたが、痛みについてはほとんど言及されていませんでした。

どれくらい多いんだろうと思って、インターネットの検索数を調べました。通常でも「五十肩」の検索数は非常に多いのですが、当時はそのうちの4分の1くらいの人たちが、「シルバ」「ＳＩＲＶＡ」という医学用語を調べていたんです。

現在ではコロナワクチンを受ける人はごく少数なので、そういった状況は時間の経過とともに収まってきました。もともとワクチンを打たなければ出なかった症状なのです。何しろ患者さんが「あの日から痛い」と言っているのですから。

遠藤　そこまで痛いとQOLが本当に下がるわけですよね。苦しみが怨みにつながってきて、裁判に持ち込むと言っている方もいます。

奥野　そうそう。うちのクリニックにも「いったい誰が悪いんだ」ってすごく怒っていらっしゃる患者さんがいます。自然に五十肩になったんだったら、ある意味で誰のせいにもできませんが、国に言われてというのが……。

遠藤　それに巻き込まれてしまったのが、非常につらいですよね。

奥野　五十肩と同じようにモヤモヤ血管が生じているため、それを減らすように治療するのですが、ワクチンの影響が長引いているのか、なかなか減ってくれません。

いったん減らしたと判断して患者さんの症状も改善したはずなのに、数カ月したらまた痛みが生じてくるなど、通常の五十肩の診療ではあり得ないようなことが起きていました。私たちも、そういう患者さんに対しては治療費を多少減額したりして、少しても救済のお手伝いができるように努めました。

その後、慶應大学から発表された論文で、**コロナワクチン接種後に何も症状を抱えていない人でも、最大で180日間も心筋や肩まわりに炎症（異常な血管の増殖）が生じている**という報告を読み、副作用としては非常に怖いものだなと改めて感じたのを覚えています。

緊急時だったので、ワクチン用の針はかなり急ピッチで生産されました。主にアメリカで作られた欧米人用でしたから針の長さが25ミリもあり、しかも太いものでした。欧米人は比較的ふくよかですから脂肪層を通過して筋肉に到達するにはそのくらいの長さが必要なのかもしれませんが、日本人に対しては約半分の長さでもっと細いほうがいいのです。それを同じ針で打ったため、長い針が骨の近くにある滑液包《かつえきほう》というところまで届いてしまいました。**滑液包は免疫反応が起きやすい箇所**で、打った場所も上のほうだとよけいにSIRVAになりやすい。それで最初はワクチンを打つ場所がもっと上だったのが、途中から下のほうに下がっていったというわけです。

むちうち症もモヤモヤ血管が原因だった

遠藤　ワクチン以外だと、交通事故などが原因で痛みが慢性化する**むちうち症**も治療が難しい痛みです。

奥野　むちうち症もこれまでレントゲンなどで画像化できなかった痛みですよね。

遠藤　そうです。**主な症状は首の痛みや動かしづらさ、しびれ、頭痛やめまい、耳鳴り、吐き気、顎関節の痛み**などさまざまです。2〜3カ月くらいで徐々に回復すると言われていますが、数カ月、あるいは数年にわたって症状に苦しめられる方もいます。

奥野　むちうち症はどの年代でもなり得ますし、長い場合には20〜30年痛みが続く人もいます。髪の襟足のところから気持ち悪い痛みや鈍痛があるのが特徴で、従来はそれもやはり画像化できませんでした。

しかし近年、細かな炎症のところに集まってくる**PET**（ペット）という検査技術が開発されたのです。放射性薬剤を体内に投与し、その薬剤が多く取り込まれた部位を画像化するものです。ＰＥＴはがん検診でよく使われるんですけど、別にがんだけではなく、ターゲットの物質を変えればいろいろなところに集まってくるものを見ることができます。それをむちうち症の患者さんに実施した海外の論文があり、モヤモヤ血管ができている場所に集まってきている画像が掲載されていました。その研究結果をきっかけに、僕もむちうち症の治療を始め、患者さんにとても喜ばれています。

「スキー中に転んでこうなって、ずっとこのへんが気持ち悪くて痛くて」という方や、交通事故に遭った方など、10年を超える痛みが消えたというのは、それはもう感動ものですよね。

遠藤　**長く続く痛みは本当に生活の質を落としてしまうので、メンタル面にものすごく影響してきます**。確かに痛みがあると怒りっぽくなってしまいますし、がんばれなくなってしまいます。家庭内の雰囲気が悪くなる傾向もあります。痛みに直面することはどんな人にも起こりうることです。そのときの対処の仕方や向き合い方、感じ方とか考え方などを事前に知っておくのはとても有意義なことだと思います。

奥野　首の痛みはメンタル面にくる代表例です。患者さんが何もやる気がなくなって、うつ状態に陥ってしまうケースが多いようです。

これまではむちうち症なんて「まあしょうがないよね」で済まされていたし、基本的にはむちうちになって早期の数カ月くらいは手厚く賠償もされますけど、そのあとは「**症状固定**」とされるので補償もあまり期待できません。

「隠れていた痛み」をなんとかしたい

奥野　遠藤先生がおっしゃるように、「痛い」とひと口に言っても、これまで画像化できなかった症状はいっぱいありますよね。**僕らが目指すのは「隠れていた痛みをなんとかする」というプロジェクト**です。いろんなきっかけで起きる痛みというものがありますから。

遠藤　歴史的なプロジェクトです。奥野先生の方法論がアメリカやドイツほか世界中で求められているということです。**「痛み」は全世界の人間共通の悩み**ですから。

――欧米諸国は日本よりもう少し「痛み」に向き合う医療が進んでいるように漠然と思っていたんですけど、そうでもないんでしょうか？

遠藤　日本よりは比較的「痛み」には向き合っていたように思います。

奥野　日本ほど「がまんしなきゃ」という風潮はありませんね。ただやはり、**オピオイド系**に代表される薬剤の**モルヒネ**が簡単に処方されていることは無視できません。**アメリカでは肩の痛みなどが麻薬中毒の原因の第1位と言われています**。肩の痛みの治療のために出された麻薬がきっかけとなって、麻薬中毒になってしまう人が数多く輩出されるという社会問題になっているんですよ。

もちろん欧米の医療機関も「痛み」という症状を無視することはしませんが、方法論的に麻薬中毒を生み出すというネガティブな側面があります。現在でもそうです。

――末期がんで痛みに耐えられず「もう殺してくれ」という患者さんの話なども耳にします。痛みがずっと続く状態が自分の身に起きたらと思うとぞっとします。

奥野　そうですね。やっぱり**重度な状態、痛みを繰り返す状態にさせない**のが重要だと思います。**痛みを慢性化させないということが何より大事**です。

これからの「痛み」治療の展望

遠藤　例えば**ぎっくり腰**になったときに、安静にしたらいいのか、動いたほうがいいのか、病院に行ったほうがいいのか、接骨院がいいのかなど、どうアプローチしていったらいいのかについては、ネット上に大量に、しかもさまざまな情報がアップされていますが、その患者さん個人の病態にマッチしたものかどうかまではなかなか自分では判断できないと思います。

奥野　そうですね。でも最近のネット文化ってすごいですよね、普通の整形外科に行くとこう言われるみたいなことも全部書いてあるんです、本当に(笑)。

遠藤　ですから、これからの痛みの治療は、変形がある、病気があるという痛みだけではなく、それ以外の痛みに関しても、医療従事者のみんなでアプローチしていく必要があると思います。

そのためには**整形外科も放射線科も科の垣根を越えて、医者であろうが、接骨師であろうが、トレーナーの先生であろうが、みんなで理解して社会全体で取り組む必要がある**と思います。

職域を越え、みんなで総力を挙げて痛みの治療をやっていく試みは、今後必要不可欠だと思います。実際、すでに接骨師の方々も受け皿になってくださっていますよ。

確かに、整形外科の先生の中には「接骨師なんてダメだ」なんて言う方もいます。接骨師は骨折の治療から始まり、骨継ぎみたいな成り立ちで始まったのですが、現状では**病院に行っても湿布と痛み止めを処方されるだけなので、接骨師のほうが揉んで**

くれるから、いろいろしてくれるからまだマシという患者さんの受け皿になっているんです。

現に「お医者さんから何もないと言われているけど痛い」という患者さんは日本中にたくさんいらっしゃるので、そういう人たちの救いになるように情報共有をしっかりして、連携しながらやっていくのが理想的だと思います。

奥野　例えばうちには神戸の三宮にクリニックがあるんですけど、澁谷真彦先生という先生がいて、地域の接骨師の先生などと「こういう症状になったらお役に立てるんで」と連携していますね。

遠藤　そういう連携は素晴らしいですね。**モヤモヤ血管があって強い炎症が出ている場合に、そこをグリグリやるのはあまりよくない**んです。接骨師の先生もそこは触らないほうがいいとなんとなくわかるので、炎症を減らしてから、またメンテナンスしていきましょうという形にしたほうが回復も早いと思います。

奥野　接骨師の先生にもぜひ本書を読んでいただきたいですね。やはり利害関係が対立してしまうと、同じ疾患を持つ患者さんを取り合うという側面もありますので、現状ではなかなか**患者さんファースト**の立場をとることができないんですね。国や保険制度などがある程度仲介してくれないと、なかなか実現が難しいかもしれません。ずっとお互いになんとなくネガティブに言ってきた歴史がありますから。

遠藤　「痛み」だけにとどまらず、**今後の医療は、何の治療でも必ず領域横断的になってきます**。例えば肩こりの診療をしていたら、歯の噛み合わせが悪いことが判明するといったケースもあるわけです。

奥野先生がおっしゃったように患者さんファースト的に、患者さんを中心に考えることが何より重要です。自分たち医療従事者を中心に考えると、科が違うからという理由で連携できなかったり、利害を優先することになってしまいがちですが、患者さんを中心に考えていけば、将来は自然とそういう形になるのが望ましいと思います。

著者プロフィール

遠藤健司（えんどう けんじ）

東京医科大学教授。1988年東京医科大学卒業。1992年米国ロックフェラー大学ポスドクとして留学（神経生理学を専攻）。1995年東京医科大学茨城医療センター整形外科医長、2007年東京医科大学整形外科講師、2019年准教授、2025年より現職。厚生労働省特定疾患対策研究事業OPLL研究班、自賠責保険顧問医、日本腰痛学会評議員なども務める。『完全版　自律神経が整う　肩甲骨はがし』（幻冬舎）、『1分で美姿勢になるファシア・ストレッチ』（青春出版社）、『肩・首・腰・頭 デスクワーカーの痛み全部とれる 医師が教える最強メソッド』（かんき出版）、『急増する「首下がり症」どう防ぐ、どう治す』（ワニ・プラス）ほか著書多数。

奥野祐次（おくの ゆうじ）

オクノクリニック総院長。2006年慶應義塾大学医学部卒業。 2008年放射線科医として血管内治療に従事。2012年慶應義塾大学大学院博士課程修了、研究分野は「病的血管」。 2012年江戸川病院にて運動器疾患に対する血管内治療を専門とし、2014年同施設の運動器カテーテルセンターセンター長に就任。 2017年横浜センター南にオクノクリニックを開院。現在は、東京六本木ミッドタウン前、東京白山、神戸三宮を合わせた4院のオクノクリニック総院長を務める。著書に『長引く痛みの原因は、血管が9割』（ワニブックス【PLUS】新書）、『ヘバーデン結節の痛みはモヤモヤ血管が原因だった』（ワニ・プラス）などがある。

こんなに痛いのに
どうして「なんでもない」と
医者に言われてしまうのでしょうか

著　者　遠藤健司×奥野祐次

2025年2月10日　初版発行

発行者　佐藤俊彦

発行所　株式会社ワニ・プラス
〒150-8482
東京都渋谷区恵比寿4-4-9　えびす大黒ビル7F

発売元　株式会社ワニブックス
〒150-8482
東京都渋谷区恵比寿4-4-9　えびす大黒ビル

ブックデザイン　柏原宗績
本文イラスト・図版作成　はやし・ひろ
カバー・帯、総扉イラスト　なのなのな（イラストAC）
編集協力・DTP　宮﨑洋一
印刷・製本所　中央精版印刷株式会社

ISBN 978-4-8470-7513-1
ワニブックスHP　https://www.wani.co.jp